DOCTEUR R. DE MÉDEVIELLE

Ancien Interne des Hôpitaux
Péan et Saint-Jacques de Paris

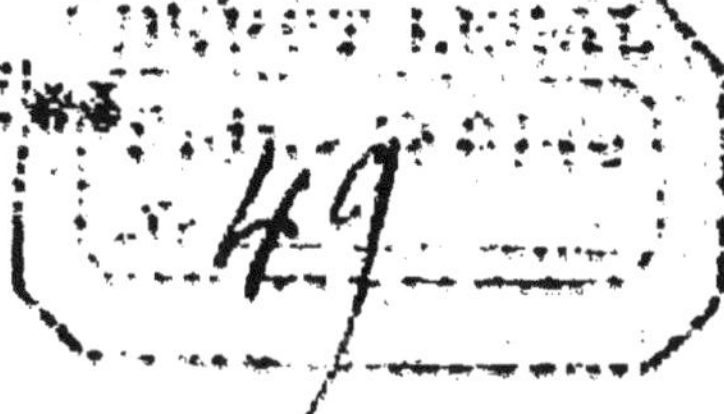

LA
Méthode Lo Monaco

Les Injections de Saccharose

DANS LE

Traitement de la Tuberculose

Avec une Préface du Professeur LO MONACO
Directeur de l'Institut de Chimie Physiologique de Rome
Membre de l'Académie de Médecine

1919

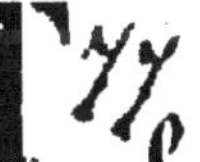

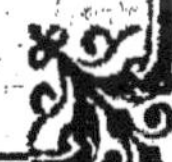

LA MÉTHODE LO MONACO

Les Injections de Saccharose
dans le Traitement de la Tuberculose

DOCTEUR R. DE MÉDEVIELLE

Ancien Interne des Hôpitaux
Péan et Saint-Jacques de Paris

LA
Méthode Lo Monaco

Les Injections de Saccharose

DANS LE

Traitement de la Tuberculose

Avec une Préface du Professeur LO MONACO
Directeur de l'Institut de Chimie Physiologique de Rome
Membre de l'Académie de Médecine

1919

ERRATA

Page 17
et plus loin } Lire : COSENTINO au lieu de *Consentino*.
— SAMMARTINO au lieu de *Sanmartino*.

Page 18
et plus loin } — LUCHERINI au lieu de *Luccherini*.
— Hôpital militaire *de Tappa* au lieu de Tapa.

Page 25 — Le *saccharose* est un gluco-fructose Gl. O. Fr., *ou mieux un disaccharide.*

Page 26 — 3ᵉ alinéa : Il s'éloigne de tous les sucres en C12 parce qu'il ne réduit pas le sulfate de cuivre en solution alcaline.... etc..,

Pages 45 et 73 — MONRHHY au lieu de *Morihy*.

Page 84 — A l'académie des *Lincei* au mois de *février* 1918 au lieu de Académie des *Sciences* au mois de *mars* 1918.

— — A la fin du 3ᵉ alinéa : que son élève le Dʳ ALIVNOS publiait dans un ouvrage remarquable.

Page 116 — 2ᵉ alinéa : Ces injections d'une solution hypertonique étant un peu douloureuses, *pour les tuberculeux très amaigris,* Lo Monaco, etc...

PRÉFACE

La démarche courtoise que fait auprès de moi le Docteur de Médevielle pour présenter aux médecins français un ouvrage qui traite magistralement de ma méthode nouvelle des injections de sucre par la voie intramusculaire et endoveineuse, m'a été un bien agréable honneur, puisqu'il était une occasion nouvelle de prendre contact avec les confrères d'un pays que j'aime et où je compte de nombreux amis.

L'ouvrage d'ailleurs se recommande de lui-même. C'est une monographie de la méthode des injections de saccharose bien distribuée, et traitée avec une savante simplicité qui en rendra la lecture aussi agréable aux profanes que profitable aux médecins. L'auteur en effet a su ne se point limiter aux recherches purement scientifiques sur l'action des sucres en injection ; il les a illustrées de constatations cliniques saisissantes et il en a étendu les applications aux manifestations pathologiques les plus diverses, démontrant ainsi l'action remarquablement précise et jusqu'ici insoupçonnée de ce nouveau mode thérapeutique.

C'est une étude loyale, digne du clinicien de valeur et du vaillant soldat qu'est le Docteur de Médevielle. Elle montrera aux médecins que ma méthode des injections de saccharose n'est pas, comme on l'a dit en dehors de moi, un spécifique antibacillaire, ce qui est inexact, et risque à première vue de la discréditer — qu'elle n'est pas non plus un remède miraculeux entraînant comme un sérum antidiphtérique la guérison instantanée — mais qu'elle est un traitement symptomatique de valeur indiscutable, qui apporte son aide bienfaisante dans la lutte contre la tuberculose.

A chaque page, apparaissent les brillantes qualités de l'auteur, qui joint à ses dons de clinicien averti, une haute conscience et un sens profond de l'observation. C'est à elles que je crois devoir l'heureuse fortune d'avoir rencontré en lui le plus vaillant défenseur de ma méthode thérapeutique. Il a sû, dès l'abord, en saisir la haute portée, et, aussitôt sa conviction faite, il a fièrement combattu pour en faire connaître le bien fondé aux médecins français.

Ce livre de belle allure, qui est assuré du plus retentissant et du plus légitime succès, achèvera de les convaincre. Grâce à lui, la méthode des injections de saccharose va faire de nouveaux adeptes des malades nouveaux en ressentiront les bienfaits, et l'auteur pourra être fier d'avoir ainsi mérité, avec ma parfaite gratitude, la reconnaissance de ses concitoyens.

AVANT-PROPOS

AUX MÉDECINS PRATICIENS
DE FRANCE

Comment nous avons été amené à la pratique des injections de saccharose ? C'est bien simple. Nous venions de quitter l'hôpital où une blessure grave de guerre nous avait tenu plusieurs mois, et reprenions le contact avec la clientèle pendant notre convalescence, lorsque, dans une famille italienne où nous donnions nos soins à un jeune phtisique, au dernier degré de l'hecticité, nous fut signalé un article de grande information qui traitait d'une méthode nouvelle pratiquée avec succès en Italie contre la tuberculose pulmonaire.

Cet article relatait la récente communication à l'Académie des Lincei, d'un savant italien, le Professeur Lo Monaco, Directeur de l'Institut de Chimie physiologique de Rome, qui mettait en évidence le pouvoir antisécréteur et hémostatique du sucre injecté à haute dose et en solution concentrée, et disait son efficacité certaine dans le traitement symptomatique de la phtisie.

La méthode était inoffensive ; nous la mettons aussitôt en expérimentation sur notre malade et constatons rapidement quelques changements heureux dans l'expectoration et les transpirations continuelles qui l'épuisaient. Cependant, celui-ci était parvenu à son terme, et s'éteignait quelques jours après.

A la même époque, nous avons l'occasion d'appliquer la Méthode Lo Monaco à deux cas de méningite tuberculeuse, à des bacilloses pulmonaires aux divers degrés. Les résultats sont tellement surprenants que, convaincu d'avoir dorénavant en mains un traitement antituberculeux de grande efficacité, pensant aux légions de phtisiques que rejetaient déjà les armées fatiguées par quatre ans de guerre et à celles que les camps boches déverseraient bientôt sur notre pays, épuisées et usées par les privations d'une captivité indigne, nous décidons de nous consacrer entièrement à l'œuvre d'assainissement qu'est la lutte contre la tuberculose.

C'est ainsi que dans notre Clinique de Saint-Sulpice, nous avons traité par la saccharisation intensive les tuberculeux pulmonaires qui viennent nombreux y demander nos soins. Et ce sont les résultats de cette pratique de bien près d'une année que nous venons présenter à nos confrères, les médecins praticiens, à ceux qui, après avoir vaillamment pansé les blessures des soldats de France, veulent continuer leur mission splendide et sauver la santé des combattants rentrés au foyer.

C'est une croisade digne des Preux de la grande guerre, digne de l'admirable peuple médical des tranchées, que celle qui consiste à engager la lutte contre la tuberculose, fléau terrible qui ravage nos populations déjà si affreusement décimées. Et contre lui toute arme doit être admise qui permet d'en arrêter les progrès envahissants.

Une statistique récente du Ministère de la Guerre signale que jusqu'en décembre 1918, cent dix mille hommes ont été évacués des armées, ou réformés dans les dépôts pour tuberculose pulmonaire. Et c'est là le seul déchet de l'armée, c'est à dire de l'élément jeune et vigoureux par excellence, de la Nation. On n'ose pas songer aux chiffres qui seraient ceux des phtisiques de la population civile, de celle qui fut épuisée par les inquiétudes et les privations des quatres années douloureuses que nous avons vécues.

C'est donc à cette lutte pour l'assainissement de notre beau pays que nous vous convions, nos camarades.

Une méthode découverte par un grand savant d'un pays allié nous a paru particulièrement efficace ; c'est elle que nous avons voulu vous présenter. Ce livre est un ouvrage de bonne foi, le travail d'un de vos frères d'armes qui l'a écrit pour vous.

Lisez-le, et s'il vous a conduit à goûter le charme de cette médication bienfaisante et simple, s'il vous a permis de sauver ainsi quelques existences à la France meurtrie, il aura un peu lui aussi mérité de la Patrie, et les longues heures passées à le composer n'auront pas été perdues. Ce sera notre récompense.

Paris, Avril 1919.

CHAPITRE PREMIER

LA MÉTHODE LO MONACO

Lorsqu'au mois de février 1918, le *Professeur* DOMENICO Lo MONACO présenta à la Section des Sciences physiques, mathématiques et naturelles de l'Académie des Lincei de Rome, qui est pour l'Italie à peu près l'analogue de notre Institut de France, un mémoire au sujet de « *l'Action des sucres sur la tuberculose pulmonaire* » les idées nouvelles et audacieuses qu'il y exposait, les conclusions heureuses qu'il en tirait pour l'avenir des phtisiques, eurent un retentissement considérable dans les milieux scientifiques italiens.

Il y déclarait que ses expériences personnelles et les études de ses élèves depuis plus de dix ans, lui avaient permis de mettre en évidence le *pouvoir antisécréte* " du saccharose employé en injections intramusculaires, à juste dose et en solution concentrée ; qu'il avait d'autre part déterminé, dans les mêmes conditions, son *action vasoconstrictive et hémostatique* spéciale, qui s'ajoutait, sous la réserve que les injections de saccharose soient faites sous la peau, en solution hypertonique et à dose élevée, au *pouvoir antiseptique* bien connú du sucre ordinaire. Il en concluait que vis à vis des tuberculeux pulmonaires, l'action des injections de saccharose était particulièrement remarquable et favorable : après quelques jours de traitement par ces injections, on voyait l'*expectoration* diminuer et se tarir, les *transpirations nocturnes* si déprimantes disparaître rapidement ; puis comme conséquence de ces premiers effets, la *toux* devenait moins fréquente, en même temps que disparaissaient les *vomissements alimentaires* qu'elle provoque. Et c'était la suppression des nuits sans sommeil, la reprise de l'appétit et des forces, le retour de l'embonpoint et la réapparition de l'énergie morale, de la résistance tenace à la maladie. Et Lo Monaco concluait hardiment et en toute logique, en disant que cette amélioration presque parfaite des symptômes déprimants de la phtisie pulmonaire, qui permettait la restauration des forces perdues, n'était qu'un signe avant-coureur de la *guérison* définitive, de la seule dont on ait pu jusqu'à ce jour donner quelques exemples, c'est à dire celle qui fait suite à la victoire d'un organisme régénéré et puissant sur le bacille tuberculeux mis hors de combat.

Il terminait en faisant remarquer que, non seulement les injections de sucre à haute dose devaient constituer un *agent thérapeutique* de premier ordre contre la tuberculose mais qu'elles devaient encore être regardées comme un moyen incomparable de *prophylaxie* en supprimant avec l'expectoration si redoutable du tuberculeux, le mode de contagion le plus répandu et le plus dangereux.

L'impression causée par cette communication de haute allure à une des plus doctes et des plus érudites Compagnies du Royaume, eût, comme nous l'avons déjà dit, un retentissement énorme, et les généreuses perspectives que laissait entrevoir dans l'amélioration du sort lamentable des phtisiques, la découverte du savant professeur de

Rome, lui assurèrent immédiatement la sympathie du corps médical italien, en même temps qu'elles lui préparaient la gratitude et la reconnaissance des malades et de leur entourage.

La personnalité marquante de l'auteur, les travaux antérieurs de grande valeur qu'il avait produits et qui lui valaient la considération méritée de ses collègues et de ses élèves, ne permettaient pas de penser qu'il se put agir là d'une de ces découvertes-ersatz dont les vingt dernières années nous ont apporté tant de spécimen, la plupart d'ailleurs de provenance germanique, comme la Tulase de Behring (1906), etc.

Le *Professeur* D. Lo Monaco est en effet à Rome, directeur de l'Institut de Chimie Physiologique, créé à son intention en 1903, par l'Université Royale, véritable pépinière de savants dont il est le maître honoré et indiscuté. Ancien médecin des hôpitaux de Palerme, il était venu à Rome, appelé par l'illustre physiologiste Luciani, et avait été en 1900, nommé agrégé. Membre de l'Académie de Médecine, qui l'a chargé de la rédaction de son Bulletin, son titre de Membre de l'Académie des Lincei dont il est, à la section de Physiologie, le collègue estimé de maitres incontestés de la science française tels que Ch. Richet, et dont font partie par ailleurs MM. Painlevé, Président de l'Académie des Sciences, Picard et Lacroix, secrétaires perpétuels, Appel, doyen de la Sorbonne, Armand Gauthier, Lippmann et Chauveau, était une garantie suffisante de sa prudente sagacité et de sa haute probité scientifique. Aussi fut-ce avec une confiance bienveillante, parfois même avec un splendide enthousiasme que l'on accueillit dans les pays voisins, l'annonce de la méthode nouvelle qui devait agir contre la tuberculose partout si meurtrière. On expérimenta aussitôt ce nouveau et bien inoffensif moyen de lutter efficacement contre la phtisie qui ravage le monde.

Nous avons vu des lettres par centaines que nous a communiquées le Professeur, toutes écrites dans l'enthousiasme des résultats heureux récemment obtenus, toutes animées de la plus sincère reconnaissance ; elles émanent de pauvres gens et de savants, de prêtres et de médecins. Et il semble qu'il y ait peu de traitements antituberculeux qui aient fait tant de bien, *sans avoir jamais fait de mal.*

En France cependant, et seulement dans notre clair pays qui fut de tout temps à l'avant-garde du progrès scientifique, aucune publication médicale ne consentit à se faire l'écho de la note sensationnelle présentée par le savant italien, et ce fut uniquement par la voie des journaux de la grande presse que retentit l'annonce de l'action favorable des injections de sucre sur l'évolution de la tuberculose.

Ce furent ces articles, de Lucien Chassaigne, bourrés de faits impressionnants, débordants de conviction scientifique et d'enthousiasme qui mirent en éveil le public des malades, et aussi la masse des médecins qui refusent de rejeter sans examen un procédé nouveau et inoffensif, s'il doit apporter quelque soulagement à leurs malades.

Dès lors (mai 1918), les expérimentations commencèrent en France comme en Italie, en Argentine comme en Tunisie, et en Suisse comme au Canada et aux Etats-Unis, et des premiers résultats, plus beaux encore que ne les avait rêvés le Maître de la nouvelle médication, la méthode des injections de saccharose reçut une impulsion telle que son essor ne s'est plus ralenti et qu'on peut affirmer à l'heure actuelle qu'il ne s'arrêtera plus. La méthode Lo Monaco, reposant sur des bases physiologiques de valeur indiscutable, est aussi solide sur ses assises scientifiques qu'un château-fort sur les rochers des bords du Rhin français.

Au demeurant, la communication du Professeur D. Lo Monaco n'était que la résultante de travaux de longue

haleine et de grande envergure, entrepris sous sa direction
à l'*Institut de Chimie Physiologique de l'Université de Rome*
depuis 1907.

A cette époque, il avait chargé le *Docteur* STERBINI,
son élève, d'observer sur les chèvres les effets de l'injection
répétée sous la peau d'une forte solution de sucre : on avait
noté la diminution de la quantité de lait sécrété.

L'année suivante, le *Docteur* PIANTONI confirmait la
diminution de la sécrétion lactée chez les chèvres sous le
coup d'injections sous-cutanées de 20 cmc. d'une solution
de *lactose* à 10 %. La diminution observée s'accentuait
d'autant plus que l'on augmentait la quantité de la solution à injecter, et, par contre, l'injection de doses plus
faibles que celles employées lors des premières injections
amenait une augmentation notable de la sécrétion. Piantoni
faisait alors les mêmes expérimentations au moyen de solutions de *glucose* et de *galactose*, qui conduisaient aux
mêmes résultats sauf qu'il fallait pour obtenir le même effet
qu'avec la lactose se servir d'une dose deux fois plus grande.
L'explication de cette différence tenait, disait-il, à la nota-
tion chimique respective des corps, la molécule de lactose
équivalant à deux molécules de glucose et de galactose,
et ayant ainsi un pouvoir deux fois plus considérable.

Plus tard, ces résultats furent confirmés par un autre
élève de l'Institut le *Docteur* U. SAMMARTINO, qui appliqua
à la Clinique obstétricale de la Faculté de Rome cette méthode sur les jeunes femmes récemment accouchées. Comme
chez les chèvres une injection à dose élevée de saccharose
diminuait parfois la sécrétion lactée de 50 %, tandis qu'une
faible dose de la même solution l'augmentait dans de nota-
bles proportions. Et Sammartino pouvait fixer expérimentalement le principe suivant :

Injecté sous la peau, chez les femmes en lactation le
saccharose en solution à la dose de 1 gr. augmente rapidement la sécrétion lactée ; à la dose de 5 gr. par jour il la
diminue et la tarit.

Ces faits d'expérience sont ensuite contrôlés sur des
vaches, par le *Professeur* NAZARI et les *Docteurs* RICCI et
d'AMATO, qui publient leurs observations dans l'*Agricoltura
Italiana*, Pisa 1914, et notent une augmentation de la
sécrétion lactée de 1 litre 1/2 à 2 litres par jour.

C'était la démonstration nette et définitive du pouvoir
hypersécréteur des hydrates de carbone à petites doses,
et employés en injections sous-cutanées ou intraveineuses.
C'était notamment le pouvoir de relever une lactation dé-
ficiente au moyen de ces solutions légères, dont Lo Monaco
donnait la formule type sous le nom de *Lacto-sécréline* et qui
depuis lors a rendu en divers pays les meilleurs services.

Le Professeur Lo Monaco entreprit alors l'*étude successive de toutes les sécrétions* et en 1914 il est à même d'établir
que les sécrétions *salivaires, gastrique, pancréatique, enté-
rique, biliaire, rénale*, etc., présentaient toutes, sous l'action
des sucres, les mêmes variations que la sécrétion lactée,
diminuant avec les hautes doses, et augmentant avec les
doses faibles.

Une telle sensibilité des glandes sécrétrices à l'action des
sucres lui apparaissait comme un fait du plus haut intérêt
et il en concluait que les sucres pouvaient prendre place
au même titre que les alcaloïdes les plus puissants dans la
liste des réactifs les plus sensibles de l'organisme vivant ;
ainsi la thérapeutique pouvait s'enrichir d'un moyen d'action nouveau et d'autant plus recommandable qu'il était
d'une inocuité absolue et d'une application facile.

Dès lors les expérimentations sont poursuivies sur l'homme

sain par le *Docteur* Consentino, qui étudie les variations de la sécrétion biliaire sous l'influence des hydrates de carbone (1916). Alors que le *Professeur* Crispolti s'était occupé de leur action sur la sécrétion rénale envisagée chez l'homme sain et l'homme malade, en même temps qu'il en étudiait l'influence sur la circulation (1905). Il obtenait des résultats identiques à ceux signalés par Sanmartino et constatait comme lui l'action diurétique évidente des injections intraveineuses ou sous-cutanées de solutions légères de sucre.

Amantea d'autre part signalait la répercussion sur la glande spermatique des injections de saccharose.

Et c'était ensuite une série de travaux concernant l'action des injections de saccharose sur les divers organes, sur les multiples syndromes cliniques, tous menés avec la plus grande rigueur scientifique, et le souci de fouiller dans les différentes manifestations pathologiques les indications spéciales des injections sucrées.

Le *Docteur* Liotta, démontrait ainsi l'action du sucre sur les plaies ouvertes et mettait en relief son pouvoir antiseptique et sa propriété de vaso constricteur.

Puis le *Professeur* Barba Morrihy, étudiait spécialement cette action vaso constrictive, dans les hémorrhagies capillaires même des cavités, tandis que Consentino déterminait cette influence des hydrates de carbone dans les hémorrhagies.

Tour à tour Piantoni en signalait les heureux effets dans les cas d'inanition et dans le choléra — Consentino dans les cardiopathies — et dans des néphrites. Le *Docteur* R. Bompani dans le traitement du phénomène de shock dans les blessures, etc., etc...

L'action antisécrétrice du saccharose en injections devenait évidente pour tout le système glandulaire.

— 17 —

2

Il ne restait plus, dès lors, après ces essais si méthodiquement conduits, qu'à appliquer cette même action aux maladies caractérisées par une sécrétion anormale de l'un des organes importants de l'économie.

Le *Professeur* Lo Monaco porta d'abord son attention sur les *maladies des poumons*, catarrhe bronchique, pneumonie.

Elles se caractérisent en effet, surtout par une production insolite de sécrétion qui sert de milieu de culture à la pullulation bactérienne. Cette sécrétion va de pair, d'après tous les physiologistes, avec une circulation périalvéolaire notablement augmentée, qui va parfois jusqu'à l'extravasation du sang. Or pour combattre ces conditions pathologiques les médecins avaient jusqu'alors ordonné des remèdes à la fois *astringents* et *expectorants* de façon à dessécher la muqueuse du poumon. L'action expectorante peut bien se vérifier, mais comment constater l'action desséchante ?

On la constate nettement avec les injections de saccharose. Dès qu'il est introduit dans le sang des malades de l'arbre respiratoire, la sécrétion des bronches diminue rapidement, pour disparaître souvent en peu de jours. Si l'on cesse les injections les sécrétions reparaissent immédiatement et redeviennent aussi abondantes qu'au début.

Un pareil succès obtenu dans le traitement des catarrhes aigus, des pneumonies, devait incliner à tenter le même traitement dans les cas de *tuberculose pulmonaire*, c'est à dire de bronchite à bacilles tuberculeux.

Les expériences furent développées sur une vaste échelle. Le *Docteur* T. Luccherini, élève de Lo Monaco, mobilisé comme médecin traitant de l'Hôpital Militaire di Tapa di Montebelluna, spécialement affecté aux maladies pulmonaires, eut l'occasion d'appliquer la méthode de son maître sur de nombreux soldats évacués des armées.

Il constata sans étonnement une constante diminution de la sécrétion bronchique et des transpirations des tuberculeux pulmonaires, à la suite du traitement par les injections de saccharose en solution concentrée et exposa le résultat heureux de ses expérimentations dans une thèse remarquable en septembre 1917.

Enfin l'année suivante, le *Docteur* F. GALEA de Sfax, fit paraître un important ouvrage sur *l'action des sucres sur la sécrétion bronchique et son application particulière au traitement et à la prophylaxie de la tuberculose pulmonaire.* Ce travail minutieux, très documenté, précis et clair, confirmait les résultats publiés par Luccherini et si magistralement signalés par Lo Monaco à l'Académie des Lincei. Il rendait définitive, parce qu'il en démontrait le bien fondé et la grande valeur curative et prophylactique, l'adoption de la méthode Lo Monaco dans le traitement de la Tuberculose pulmonaire.

Il devenait évident en effet que ce traitement indolore, inoffensif, peu coûteux se révélait supérieur comme *traitement symptomatique* aux médications classiques ou autres employées jusqu'à ce jour contre la terrible maladie. Ainsi un homme avait de la fièvre, des sueurs nocturnes, une expectoration atteignant jusqu'à 200 cmc. par jour, avec phénomènes connexes de toux opiniâtre, vomissements fréquents, insomnies et amaigrissement jusqu'à l'état étique. On lui injecte du saccharose à haute dose : la fièvre après avoir augmenté, s'abaisse, les sueurs se tarissent, les expectorations diminuent avec la toux ; point de vomissements, pas d'insomnies puisque la toux ne tient plus le malade en éveil, l'appétit renaît avec les forces, l'embonpoint reprend — et cet état persiste et devient définitif après un traitement suffisant.

C'est la *guérison* seulement symptomatique, car les ba-

cilles de Koch se retrouvent encore dans les crachats. Mais
la guérison parfaite doit lui succéder, car elle n'est toujours
en définitive que la victoire d'un organisme régénéré sur les
bacilles tuberculeux, et cet organisme est puissamment
restauré par les injections de saccharose.

Nous savons bien que ces conclusions ont été accueillies
sans empressement en France, dénigrées parfois même
d'une façon pénible pour leurs auteurs, lorsque les travaux italiens y furent présentés :

Vos injections tarissent l'expectoration, disait-on (p. 108
du *Journal des Patriciens*, février 1919), mais du fait que
les secrétions pouvaient diminuer est-il logique de penser
que cette diminution pourrait avoir une heureuse influence
sur le cours de la maladie ? — Mais la pratique nous a
appris qu'il faut savoir faire cracher le pulmonaire, qui
élimine ainsi des quantités formidables de bacilles... !

Un autre médecin, en d'autre cas plus sage, terminait
un article p. 311 du *Monde Médical*, en déclarant cette
thérapeutique..

...Vraiment un peu simpliste pour être si soudainement
« efficace », car enfin, ajoutait-il, comme me disait un spirituel
confrère, si le sucre guérissait la tuberculose... ça se
saurait !

Et cependant, honorable confrère, cela se sait, et cela
se savait depuis bien longtemps. Nous en prenons à témoin
notre éminent Chroniqueur médical français, le *Docteur*
CABANÈS qui écrivait il y a déjà quelque temps, en février 1903, un article sur le *Sucre et la Santé*, qu'il aimait
à rappeler dans une chronique récente :

Les arabes, AVICENNE en tête, disait-il, usaient du sucre

rosal et tour à tour au moyen âge Cardan et Forestus, plus tard Burnet et van Helmont, constataient à l'envi ses heureux effets dans les maladies de consomption.

« Lorsque les nègres de l'Amérique, disait Raulin au xviii° siècle, sont menacés de *Phtisie pulmonaire*, et lors même qu'ils sont phtisiques, on les envoie dans des ateliers où l'on prépare le sucre, pour y respirer la vapeur qui s'élève des chaudières en si grande quantité qu'elle obscurcit tout l'atelier par le nuage qu'elle y forme : ils y guérissent ordinairement en moins de deux mois de séjour. »

Et Raulin, qui fut un précurseur, et qui avait découvert la contagiosité de la tuberculose bien avant que nos savants l'aient découverte à nouveau de nos jours, ajoute cette phrase qu'on croirait écrite d'hier :

L'usage des antiseptiques est d'un puissant secours dans la phtisie pulmonaire pour prévenir les effets que la contagion du pus des ulcères fait ordinairement dans la masse du sang.

De fait, continue Cabanès, la tuberculose est plus rare dans les raffineries, et l'Angleterre qui est le pays où la consommation du sucre est la plus considérable est aussi, celui où, malgré le climat, la mortalité par tuberculose a le plus diminué.

Et ce n'est pas tout, l'étude de l'action du sucre sur l'organisme, a fait de tout temps en France l'objet de recherches approfondies. Bagot, en 1845, publiait déjà un *Recueil d'observations sur les bons effets du sucre dans le traitement des hydropisies et de l'atrophie mésentérique.*

En 1889, Dastre, puis Dujardin-Beaumetz, signalaient son action diurétique. Puis c'était en 1895, Richet et Moutard Martin, qui faisaient connaître l'*Influence du sucre injecté dans les veines sur la sécrétion rénale*, après qu'HÉDON et ARROUS avaient déterminé en 1889, les *Effets cardiovasculaires des injections intraveineuses de sucre.*

Tous ces auteurs français, et j'en passe, avaient été frappés par les pouvoirs divers du sucre. Ils étaient, de ce côté-ci des Alpes, un peu les précurseurs de LO MONACO et de ses élèves, et ceux-ci les ont loyalement cités, et honorés dans leurs écrits.

Pourquoi donc dès lors, certains médecins officiels français ne se sont-ils pas décidés à examiner avec une courtoise bienveillance les conclusions d'un maître éminent et ami et ont-ils essayé dès l'abord de jeter le discrédit sur la découverte sensationnelle de Lo Monaco ? Nous réservons notre explication, mais, de même qu'une hirondelle ne fait pas le printemps, de même une demi-douzaine de médecins ne font pas le corps médical de France, et c'est par centaines que les praticiens, indépendants par essence, et par définition toujours avides de connaître et d'expérimenter tout traitement qui leur permettra de guérir ou d'améliorer les malades qui se confient à eux, tentèrent dès qu'ils la connurent, l'application de la *Méthode Lo Monaco.* Les résultats incertains au début, où les solutions de saccharose étaient préparées sans contrôle, la technique appliquée au petit bonheur — car les médecins français ignoraient tout des ouvrages italiens, et ne connaissaient la méthode que par quelques articles de journaux politiques — ces résultats, disons-nous, devinrent bientôt favorables, puis décisifs, et à l'heure actuelle il est en France des centaines de médecins qui pratiquent les injections de saccharose, bien d'autres encore qui vont l'employer, et des milliers de malades qui y trouvent le soulagement toujours, et très souvent la guérison de leurs maux.

Nous n'en voulons pour preuve que les communications retentissantes du *Docteur* Georges Rosenthal, à la *Société Médicale des Hôpitaux*, à la *Société de Thérapeutique*, octobre 1918, à la *Société de Biologie*, 25 octobre 1918 et à la *Société de Pathologie comparée*, mars 1919, où il signalait le permier les heureux résultats des injections de saccharose par *la voie endoveineuse*. La haute valeur scientifique de leur auteur, la prudente impartialité des Sociétés savantes qui les recevaient, indiquent suffisamment l'importance que peu à peu la Méthode des injections de saccharose a pris dans les milieux scientifiques français.

Il semble d'ailleurs, qu'il y ait dans l'introduction d'un traitement nouveau dans notre pratique médicale routinière une série de phases par où elle doit passer avant d'être admise par les dignitaires de notre Chapitre ; témoin l'histoire de la méthode du docteur Calot, qu'il se plaisait récemment lui-même à raconter :

Lorsqu'en décembre 1896, le *Docteur* Calot, *de Berck*, déclara à l'Académie de Médecine, qu'on pouvait et qu'on devait redresser les gibbosités, il souleva aussitôt les protestations les plus violentes, à peu près unanimes :

Vouloir redresser les gibbosités, mais c'est absurde, lui répondait-on. La gibbosité, c'est le mal nécessaire, la condition de guérison du Mal de Pott. Absurde de redresser, cela fut-il possible. Mais cela ne l'est pas ; Hippocrate d'ailleurs avait essayé et conclu contre !

Voilà ce qu'on lui disait il y a vingt ans — et malgré les preuves formelles, malgré les photographies indéniables, les radiographies indiscutables, on niait encore, quatorze ans plus tard, la possibilité de ce redressement aussi énergiquement qu'au premier jour et les sujets étaient présentés guéris, mais sans entraîner à plus de justice les critiques irréductibles :

Vous verrez, avait dit à Calot le soir de la fameuse Séance académique, le grand et spirituel savant qu'était le *Professeur* MALASSEZ, du Collège de France, cela se voit après toutes les découvertes scientifiques ; vous verrez deux périodes, peut-être trois :

Première période, on vous dit : C'est absurde.

Deuxième période, on vous dit : Mais c'est banal, tout le monde l'a fait.

Enfin il peut arriver une troisième période où l'on vous rend justice, parfois même avant votre mort. Oui cela se voit... quelquefois.

La *Méthode Lo Monaco* a connu en France la première période ; elle connaît la deuxième ; elle ne tardera pas, nous l'espérons, à connaître la troisième. L'esprit des médecins praticiens, du Peuple médical, de celui des tranchées enfin, est clair, perspicace, indépendant. Où il voit un moyen de faire le bien, il accourt ; dès qu'il aura expérimenté les injections de saccharose dans le traitement des diverses maladies à hypersécrétion glandulaire, et qu'il en aura constaté les bon effets et l'inocuité parfaite, il adoptera cette méthode simple et efficace.

Nous allons essayer de lui en démontrer le bien fondé scientifique, et les heureux résultats que nous en avons obtenus depuis onze mois que nous l'appliquons, en particulier dans le *Traitement de la Tuberculose pulmonaire.*

CHAPITRE II

LE SACCHAROSE EN INJECTIONS

I. — Son Action Physiologique

II. — Ses Propriétés Thérapeutiques

Le *saccharose* est un gluco-fructose Gl.O.Fr, qui se trouve contenu dans un grand nombre de végétaux et est retiré en particulier de la canne à sucre et de la betterave.

Pur et cristallisé, il offre une composition invariable sous la formule

$$C^{12} H^{22} O^{11}$$

et est soluble dans un tiers de son poids d'eau à 15° et dans un quart à 100°. Il est insoluble dans l'alcool absolu et fond seulement dans l'alcool à 80°.

A l'état de glucofructose, il est lévogyre, le fructose ayant un Pg=100, tandis que le glucose n'a qu'un Pd=52.50.

D'où le nom de *sucre interverti* qui lui est donné. Son pouvoir rotatoire est +167.30.

Son pouvoir saccharinétrique 1 gr. 62.

Comme tous les sucres en C^{12} il ne réduit pas le sulfate de cuivre en solution neutre — liqueur de Fehling — car il a perdu les fonctions aldéhydes et acétoniques du glucose et du fructose. Il réduit cependant l'azotate d'argent en solution ammoniacale.

Le *saccharose* n'est pas directement assimilable, mais se dédouble d'après la formule suivante :

$$C^{12}H^{22}O^{11} + H^2O = C^6H^{12}O^6 + C^6H^{12}O^6.$$

par hydrolyse dans le tube digestif, en présence des diastases spéciales en *glucose* et *fructose* assimilables, qui constituent un aliment énergétique de premier ordre, analogue à l'amidon et aux graisses.

Lancé dans le sang ou le système lymphatique, en solution concentrée, selon qu'on a emprunté pour les injections la voie veineuse ou la voie cutanéo-musculaire, il reste à l'état de saccharose. Une partie seulement est transformée et retenue par le parenchyme hépatique sous forme de *glycogène*, et c'est ce glycogène qui, sous l'action des amylases du sang et du foie donne naissance au glucose assimilable au fur et à mesure des besoins de l'organisme. Jusque là, il se fixe dans le protoplasme des cellules, particulièrement autour des glandes.

C'est précisément à ce passage rapide dans le courant circulatoire du sang, et à sa présence immédiate auprès des organes importants de l'économie que le saccharose injecté en solution concentrée et à haute dose, doit les propriétés qui ont attiré sur lui l'attention de Lo Monaco et de ses élèves et qui en font à l'heure actuelle un des produits les plus remarquables de l'arsenal thérapeutique.

C'est ainsi en effet, que les savants expérimentateurs italiens ont pu mettre en évidence :

1° Son *pouvoir antisécréteur.* — Pouvoir remarquable, qui joue en face de chacune des sécrétions anormales qui se produisent chez l'homme, épanchements pleuraux, méningés, ascitiques, expectorations, transpirations, lactation, etc., etc.

2° Son *pouvoir hémostatique.* — Qui s'exerce sur les hémorrhagies capillaires de toutes sortes, hématémèses, hémoptysies, hémorrhagies intestinales, etc.

3° Son *pouvoir antiseptique.* — Démontré expérimentalement et en clinique de la façon la plus éclatante. Et ce sont ensuite les propriétés secondaires qui dérivent des précédentes et viennent même parfois renforcer leur action :

Pouvoir thermodynamique.
Pouvoir diurétique.
Pouvoir antibéchique.
Pouvoir antifébrile, etc.

Mais avant d'étudier en détail les diverses propriétés du saccharose injecté en solution hypertonique, considérons : 1° comment il se comporte dans le *système circulatoire sanguin* qui le conduit au contact des organes; 2° comment il agit sur les tissus, glandulaires pour la plupart, et dans quelle mesure la structure de ces *éléments glandulaires.* permet à la « saccharémie » de troubler leurs fonctions. Nous aurons ainsi à donner quelques précisions sur la circulation sanguine, sur les tissus glandulaires et l'élaboration de leurs produits de sécrétion, et le rappel de ces quelques notions de physiologie et d'histologie aidera sensiblement à saisir le mécanisme de l'influence des injections de solution hypertonique de saccharose sur l'organisme humain.

I. — Le Mécanisme de son Action Physiologique

A. — Sur la Circulation sanguine

Dès que l'on aborde l'étude d'un corps chimique sur la circulation sanguine, et que par conséquent on doit considérer cette circulation du sang elle-même, il est bon de se rappeler, comme le conseillaient MM. Lisbonne et Margarot, dans une importante revue d'ensemble sur la viscosité sanguine, qu'elle dépend de deux conditions physiques principales :

La Pression sanguine, subordonnée elle-même à l'état du cœur et des parois vasculaires.

La viscosité du sang. — Ce dernier facteur a été long-temps négligé, et il a fallu les importants travaux de Martinet, ainsi que les études des deux auteurs cités plus haut pour lui donner la place qu'il mérite dans cette question et lui accorder l'importance primordiale qui lui revient.

1° — *Action sur la viscosité sanguine.*

Donc, lorsque suivant les données de Lo Monaco, on injecte chez l'homme, dans un but thérapeutique ou expérimental, 5 gr. d'une solution concentrée de saccharose, par la voie endoveineuse ou en injections intramusculaires, il se produit après quelques jours d'injections quotidiennes répétées à cette dose élevée, des variations curieuses dans l'état de viscosité du sang.

C'est ainsi que nous avons établi chez les malades traités par la méthode Lo Monaco, des séries de mesures de cette viscosité sanguine au moyen de *l'appareil de Walter Hess*, dont le principe est le suivant :

PRINCIPE DU VISCOMÈTRE : Soit un tube de verre en fer à cheval qui porte à sa partie supérieure une tubulure à laquelle est adaptée une poire en caoutchouc à parois épaisses. Cette même tubulure présente, de plus, un orifice latéral facile à obturer avec le doigt. Si l'on fait plonger les deux extrémités du tube recourbé dans de l'eau distillée, et qu'après pression de la poire, on bouche l'orifice, la poire se dilatant aspirera avec une égale force l'eau distillée. Si bien que cette eau, quelle que soit l'énergie de l'aspiration, montera toujours à la même hauteur dans les deux branches du tube en U. Si cependant le liquide dans lequel trempe une des branches était du sang et non de l'eau distillée, et si l'on répète la manœuvre précédente, le niveau du liquide s'élèvera beaucoup plus haut dans celle des branches qui contient de l'eau que dans celle qui renferme du sang. La différence de hauteur entre ces deux niveaux mesurera la viscosité sanguine, tel est le principe du viscomètre.

Hess et Martinet ont déterminé, après de nombreuses mensurations que la viscosité du sang

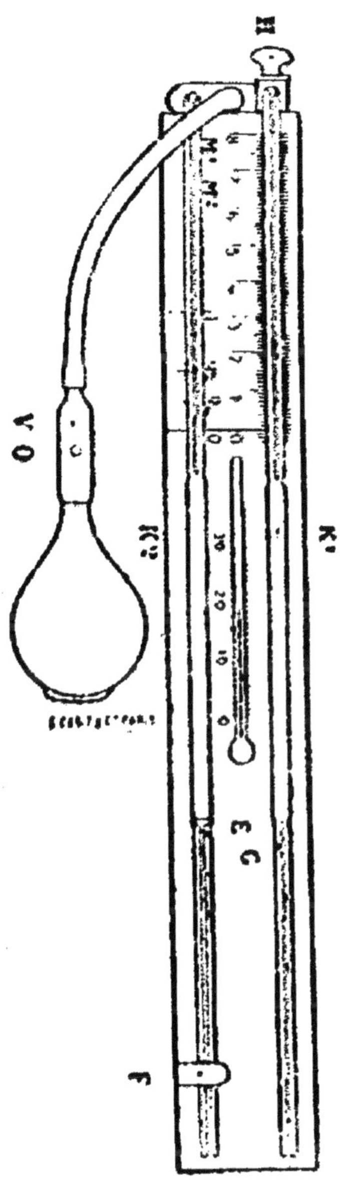

Viscomètre de Hess

oscillait chez l'homme normal entre 3,8 et 4,5. A l'état pathologique, nous avons retrouvé les chiffres extrêmes de Martinet, soit 1,9 et 7,6 à 7,8.

Mais dès que le sang est en contact avec une quantité notable de saccharose, depuis quelques jours, il se produit une *augmentation sensible de la viscosité* qui s'accentue jusqu'à la 12e ou 15e injection, et que nous avons pu mesurer dans ses divers états d'une façon indiscutable.

Sous l'action du saccharose à haute dose, nous avons vu la viscosité sanguine passer de 2,1 à 7,7, chiffres extrêmes, se maintenir, après un léger fléchissement, à un degré élevé pendant les semaines où les injections sont continuées avec intervalles, comme si le sang était maintenu en état de *saturation saccharosique*.

A quoi est dûe cette viscosité plus considérable ? On sait simplement qu'elle est surtout en rapport avec le *nombre des globules*, avec la *quantité d'hémoglobine* et de *gaz carbonique* du sang, sans que les diverses constatations aient pu donner lieu à des relations de proportionnalité nettement formulées.

Or, il est facile de démontrer par la numération successive des globules rouges, la recherche des hématoblastes, que le sucre injecté donne lieu à une augmentation manifeste du nombre de ces globules, par suite, semble-t-il, de l'action qu'exerce sur les organes hématopoïétiques (foie, rate, moelle osseuse), l'*hypersaccharémie thérapeutique*.

Ces leucocytes dont le nombre dépasse alors 8 à 9.000 par mmc. au lieu de 6 à 8.000 globules blancs que contient un mmc. de sang chez l'homme adulte en bonne santé, y compris les lymphocytes, sont, il ne faut pas l'oublier, les éléments *phagocytes* par excellence ; il est facile d'expliquer par là une partie du pouvoir antiseptique du saccharose, que divers auteurs ont mis en évidence, notamment MAGNUS

et Liotta. *Augmentation du pouvoir phagocytaire,* par augmentation des phagocytes ; *augmentation de la viscosité
sanguine* par suite du développement des masses protoplasmiques enrichies de glycogène et de la concentration
du plasma sanguin épaissi par le saccharose circulant, telles
sont les conséquences du sucre injecté par rapport au premier des deux facteurs de la circulation sanguine : la viscosité.

2° - *Action sur la tension sanguine.*

De même que nous avons étudié minutieusement les
variations de la viscosité sanguine et déterminé son élévation sous l'influence des injections intramusculaires ou
endoveineuses de saccharose en solution concentrée, de
même nous avons systématiquement recherché, au moyen
de *l'oscillomètre de Pachon*, les perturbations que cette
médication apportait à la pression sanguine artérielle.

En réalité, nous avons utilisé l'oscillomètre de Pachon,
dont tout médecin connaît le mécanisme, et qui est parfait
pour déterminer la tension minima, avec la modification
qu'y a apportée le *Docteur* Lian, grâce à laquellle il combine,
dans un même appareil, les avantages de la méthode oscillatoire et de la méthode de palpation, sans aucun des inconvénients de l'une ni de l'autre.

L'appareil se compose donc (fig. 2) :

D'un oscillomètre de Pachon qui est relié par un tuyau
de caoutchouc à un tube en T dont la branche horizontale
est pourvue d'un robinet à ses deux extrémités. Au robinet
A est reliée la manchette antibrachiale de l'oscillomètre ;
au robinet B, une manchette brachiale identique de 12 c/m
de haut.

L'appareil fonctionne de la façon suivante : Dans un premier temps, la manchette brachiale est seule appliquée, le robinet A étant fermé. Tandis que la pression décroît par à-coups, de centimètre en centimètre, dans l'appareil, on lit Mx lors de la réapparition des pulsations radiales perçues

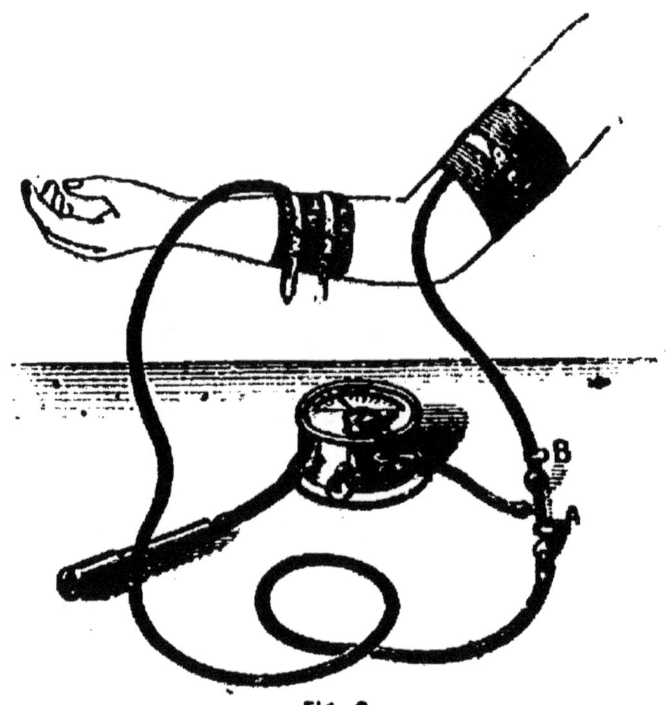

Fig. 2

Oscillomètre de Pachon, modifié par Lian.

par la palpation, puis on apprécie Mn en allant palper l'artère humérale au-dessous de la manchette.

Dans un deuxième temps, on applique la deuxième manchette et on ouvre le robinet A et on apprécie les pressions maxima et minima par la méthode oscillatoire.

C'est, on le voit un dispositif ingénieux qui permet la mesure de Mx par la méthode de Riva Rocci et de Pachon, de Mn par la méthode d'EHRET et de PACHON : c'est le contrôle par deux méthodes de résultats trouvés dans les cas qui prêteraient à discussion. C'est donc la méthode la plus sûre, et c'est ce qui nous l'a faite préférer.

La plupart des sujets examinés étaient des malades de notre Clinique antituberculeuse, en grande partie bacillaires en évolution, mais atteints à des degrés divers. Beaucoup étaient des anémiques, en hypotension.

Et pour assurer la rigueur scientifique de nos constatations, nous avons pris les précautions suivantes :

1º Nous avons eu soin de faire les examens dans la position étendue et à jeun.

2º Nous avons pratiqué chaque mensuration plusieurs fois à quelques minutes d'intervalles.

3º Nous avons répété, après quelques jours, toutes nos mensurations.

Nous nous sommes donc mis ainsi dans les meilleures conditions d'examen, après avoir rendu cet examen aussi scrupuleux que possible en employant une instrumentation optima.

Mais avant de donner le résultat de nos recherches systématiques sur les variations de la pression chez les sujets soumis au traitement des injections de saccharose, il est bon de rappeler combien l'étude de la pression artérielle s'est précisée depuis quelques années par l'évaluation de la tension minima et de la tension différentielle qui s'ajoute à la notion de tension maxima, dont on s'est occupé exclusivement pendant longtemps.

C'est grâce aux recherches de JOSUÉ, de GALLAVARDIN, de LIAN et récemment de MARTINET et de PACHON que la valeur de la *tension artérielle minima* a été précisée ; il faut proclamer aussi que cette étude a été rendue possible, ou

tout au moins a été grandement facilitée, grâce à l'oscillomètre du *Professeur* Pachon.

1° Et tout d'abord, il est admis que la *pression minima*
présente une constance remarquable à l'état physiologique
non seulement chez le même individu, mais encore chez les
divers sujets normaux, et aux diverses heures de la journée,
où elle est sensiblement de 8 à 9 centimètres de Hg.

Elle représente en effet, comme l'enseignaient CLAUDE
BERNARD et MAREY, une charge constamment supportée
par les artères, la tension maxima étant seulement une sur-
charge intermittente dûe à la systole. Mn est donc constante.

Elle représente en conséquence la résistance que le cœur
doit vaincre au début de chaque systole pour chasser l'on-
dée sanguine, et son élévation traduit toujours un effort
extra physiologique que le cœur devra produire pour accom-
plir sa fonction.

Quant à la *pression différentielle* PD, elle doit suivre une
courbe parallèle à celles des tensions maxima chez les individus en état d'équilibre circulatoire, la tension minima
demeurant invariable.

Or chez nos malades saccharisés d'une façon intensive
depuis quelques jours, voici ce que nous constatons :

La tension maxima, Mx, s'élève de 14-15 à 16-18 en
moyenne après le 5ᵉ jour, reste sans grande variation pendant la durée du traitement, et se maintient autour de la
normale par la suite, alors que l'amélioration des symptômes
cliniques est devenue permanente.

La tension minima, Mn, souvent très basse chez les bacillaires anciens, remonte dès les premiers jours du traitement.
Elle s'élève parfois jusqu'à 12-13, ce qui est, suivant les
statistiques de Galavardin, une hypertension minima forte,
pour redescendre vers le 12ᵉ jour autour de 11 et se main-

tenir à cette pression élevée. Il s'est donc produit sous l'action des injections de saccharose à haute dose, une *élévation manifeste de la tension minima*, alors que la tension maxima s'est élevée en moindre proportion au-dessus de la tension normale.

Dès lors, si l'on compare avec Martinet les résultats de l'étude de la tension artérielle avec ceux de la viscosité sanguine, nous trouvons que $\frac{P}{V}$ est toujours inférieur à 2, et suivant une de ses lois, on peut en conclure que la saccharémie produit une hypertension légère, *nettement fonctionnelle, et transitoire*.

Ainsi donc la tension s'élève dans les artères ; la viscosité augmente dans le sang ; il est vraisemblable, sans que nous ayions pu le déterminer expérimentalement en reprenant les expériences déjà anciennes de STARLING, que les effets de la saccharisation se traduisent sur la *circulation lymphatique* par les mêmes élévations de taux. L'ampliation des canaux lymphatiques par des éléments leucocytaires à protoplasme, gorgé de glycogène, la disposition particulière de ces vaisseaux autour des glandes, les rapports bien connus depuis les expériences de RECKLINGHAUSEN, entre les lymphatiques et les cavités séreuses, tout cela tient dans l'étude des injections de saccharose et de leur action, une place des plus intéressantes dont nous reporterons à plus loin l'examen attentif.

B. — ACTION SUR LES GLANDES

C'est maintenant à l'étude de l'action du sucre sur les glandes que nous allons passer, et nous essayerons d'expliquer par quel mécanisme physiologique le saccharose injecté dans les tissus manifeste ce *pouvoir antisécréteur* spécial, dont la découverte a mis en vedette les travaux remarquables de Lo Monaco et de ses élèves sur la question. En effet, cette action particulière sur les sécrétions, signalée dès 1908 par Piantoni, en ce qui concerne la sécrétion lactée des chèvres, a été recherchée méthodiquement, et retrouvée identique à elle-même pour les sécrétions particulières des diverses glandes chez les animaux d'expérimentation et chez l'homme.

C'est donc une étude de la sécrétion glandulaire en général et des variations qu'y apporte la saccharisation expérimentale ou thérapeutique que nous allons entreprendre, et nous indiquerons ensuite la nature des perturbations signalées dans ces conditions sur les principaux tissus glandulaires de l'organisme. Et tout d'abord, rappelons en quelques mots l'*Histologie générale des glandes* :

Les glandes sont des formations épithéliales dans lesquelles les cellules (cellules épithéliales glandulaires) se sont spécialisées en vue d'élaborer des produits (produits de sécrétion) qu'elles n'utilisent pas elles-mêmes, mais qui sont dépensés dans l'organisme en vue d'une fonction déterminée.

Description générale des glandes. — Si nous faisons abstraction des cellules caliciformes qui représentent des *glandes monocellulaires* éparses dans certains revêtements épithéliaux et, des revêtements épithéliaux uniquement formés de cellules caliciformes ayant le caractère de *surfaces sécrétantes* (revêtement de l'estomac), nous avons, d'après Ranvier, deux grandes catégories de glandes, les glandes en cul de sac et les glandes conglobées.

a) Les glandes en cul de sac représentent des organes individualisés, limités par une *membrane propre* disposée en cul de sac, tapissés en dedans par un *épithélium sécréteur continu* interceptant une lumière centrale qui se poursuit avec celle de l'orifice émissaire (RENAUT). Le cul de sac est entouré par des vaisseaux qui restent toujours *extérieurs à la paroi* et qui ne la traversent jamais pour se mettre au contact des cellules sécrétantes.

b) Glandes conglobées. — Les glandes conglobées *n'ont pas de membrane propre* et les cellules épithéliales se trouvent en contact direct avec les vaissaux et avec le tissu conjonctif. Il arrive même qu'à une certaine époque de leur développement embryonnaire, elles sont pénétrées par les vaisseaux sanguins qui bouleversent l'épithelium glandulaire et lui donnent une ordonnance nouvelle bien différente de celle qui existe dans les autres glandes. Dans quelques cas, le remaniement a été si complet qu'il n'y a plus de canaux excréteurs (thymus, corps thyroïde, capsules surrénales), il s'agit alors de *glandes remaniées et closes*, dont la sécrétion est dite interne, car elle est reprise par les vaisseaux. Il est à noter que certaines glandes remaniées et ouvertes ont également une sécrétion interne.

Les glandes en cul de sac se présentent tantôt sous forme de *tubes* plus ou moins allongés, tantôt sous forme de grains arrondis ou *acini*. Ces glandes peuvent être simples ou composées suivant qu'elles sont formées de un ou plusieurs éléments, on a donc ainsi :

Glandes en cul de sac.	Tubuleuses	simples. composées.
	Acineuses	simples. composées ou en grappe.

Les glandes tubuleuses se montrent sous la forme d'un tube ouvert à une extrémité et terminé en cœcum à l'autre bout ; tantôt ce cœcum est terminé en massue, tantôt il se termine par un peloton ou *glomérule* ; les *glandes sudoripares* et les glandes de Lieberkühn sont des glandes tubuleuses simples.

Parmi les glandes tubuleuses composées, on remarque le *testicule*, les glandes de l'estomac, les *glandes de la muqueuse utérine*.

Les glandes acineuses, à canal excréteur très court, vont du simple cul de sac à la grappe acineuse, et présentent des dimensions extrêmement variables ; on peut citer parmi elles les glandes de Bartholin, les glandes salivaires, les glandes sébacées, le pancréas, les *glandes mammaires*.

Structure des glandes. — Les glandes dont nous venons d'indiquer la configuration générale sont formées : d'une *paroi propre* doublée, très souvent, d'une couche de cellules contractiles ou *myo-épithéliales*, que l'on observe très nettement dans la position sécrétante des *glandes sudoripares*, et dans certaines glandes acineuses composées comme la la *mamelle*. Notons en passant pour ce qui est de ces dernières glandes, que les cellules myoépithéliales y sont représentées par des cellules connues sous le nom de *cellules en panier de Boll* qui sont appliquées contre la face interne de la membrane propre où elles forment un réseau continu moulé, comme cette dernière, sur la forme même des acini glandulaires.

Immédiatement en dedans de la paroi propre se trouvent les *cellules glandulaires*, essentiellement variables d'une glande à l'autre, et dont on peut cependant décrire cinq types.

1° *Les cellules mucipares*, tantôt cellules caliciformes tantôt en forme d'éponges, qui excrètent un liquide aqueux sans matières albuminoïdes (glandes salivaires).

2° *Les cellules à ferment* (pancréas), au protoplasme garni de granulations constituées par du zymogène.

3° *Les cellules aquipares*, dont le type est la glande lacry-
male.

4° *Les cellules séreuses* dont les sécrétions contiennent
outre l'eau et des sels minéraux, des substances albuminoïdes.

5° *Les cellules sébacées.*

. Les glandes sont en outre pourvues de riches réseaux
capillaires sanguins siégeant à la face externe de la membrane propre, et cette vascularisation est particulièrement
intense dans les glandes séreuses.

Elles ont des *lymphatiques* qui prennent naissance dans les
espaces interlobulaires, et ne pénètrent jamais dans les
lobules.

Enfin des *rameaux nerveux* sont appliqués à la surface
externe de la paroi propre, et la pénètrent même pour se
subdiviser en ramifications infinies entre les cellules glandulaires.

Ces glandes ont un protoplasme dont la majeure partie
est consacrée à l'activité sécrétoire et l'exerce spécialement
(Renaut). A part les glandes sébacées qui sont *holocrines*
c'est à dire dont la cellule entière se détruit et forme la
matière de sécrétion, les cellules des glandes de l'homme
sont mérocrines, c'est à dire ne sont pas détruites par le fonctionnement de la glande, mais augmentent de volume par
la formation de vacuoles remplies du produit à excréter.
Ce produit est excrété, chassé hors de la glande au moyen
d'un appareil contractible excito-moteur, qui est tantôt
endoglandulaire et tantôt exoglandulaire.

II. — LES PROPRIÉTÉS THÉRAPEUTIQUES DU SUCRE

A. — *Pouvoir antisécréteur.*

C'est sur cette sécrétion glandulaire, et son excrétion,
sur le système contractile excito-moteur, que le saccharose
injecté en solution concentrée exerce une influence qui fait
de lui un produit aux propriétés toutes nouvelles ; il entrave
avec une énergie croissante suivant les doses, toute sécrétion anormalement développée, il décongestionne rapidement toute glande accidentellement hyperhémiée, et il joue
ainsi un rôle physiologique et thérapeutique d'une importance indiscutable. Sous son influence, en effet, il se produit dans les capillaires sanguins qui avoisinent l'épithélium
glandulaire une vasoconstriction rapide ; les cellules dont le
protoplasme était gonflé de glycogène et d'eau, diminuent
de volume, se tassent, se flétrissent, et il semble qu'il se
produise une *inhibition du système excito-sécréteur* en même
temps que par un phénomène d'*osmose* très naturel, le
liquide des cellules épithéliales est attiré par le plasma sanguin des capillaires, devenu, par la présence notable du
saccharose, un *milieu hypertonique.*

Tout se passe comme si un épithélium glandulaire gonflé
anormalement et soumis à une sécrétion abondante et
momentanée, était brusquement asséché par le plasma sanguin saccharisé. L'excrétion des produits de sécrétion dans
les glandes en cul de sac non seulement ne se fait plus dans
les canaux excréteurs, mais encore est entravée quelques
jours après le début de la saccharisation. Les glandes remaniées et les glandes en cul de sac dont le fonctionnement

était normal, ne paraissent pas être influencées, l'action saccharémique se faisant plutôt sentir sur les organes dont les capillaires sanguins ou lymphatiques étaient préalablement dilatés.

a) Expectoration bronchique. — C'est ainsi que le pouvoir antisécréteur du saccharose se fait sentir sur l'*expectoration bronchique.* Tout se passe au niveau des capillaires pulmonaires comme si le saccharose à doses élevées, ayant renforcé la viscosité du sang, et, partant, sa tension artérielle, faisait sentir jusque là son action constrictive et qu'on fît une ligature sur les artères pulmonaires. C'est là, d'ailleurs d'après LAUTER BRUNTON, la théorie qui expliquerait l'action anurétique de hautes doses de *digitale.* Quoi qu'il en soit, cette action du saccharose sur l'expectoration se rapproche particulièrement de celle des médicaments du groupe des térébenthinés. On admet, dit RICHAUD à ce sujet, que les doses faibles de ces produits excitent la sécrétion bronchique, tandis que les doses élevées dessèchent au contraire la muqueuse des bronches. Il n'est pas douteux qu'à valeur égale, le caractère simple, inoffensif vis à vis de l'estomac, du saccharose en injections, doit lui faire accorder la préférence sur les balsamiques à ingérer, dans le traitement des affections qui nécessitent l'assèchement pulmonaire.

b) Épanchements séreux. — C'est encore par le même mécanisme que les *épanchements séreux,* soit pleurétiques, soit méningés, soit ascitiques sont résorbés, les séreuses arrêtées dans leur fonctionnement anormal.

c) Sécrétion lactée. — C'est par les mêmes phénomènes de vasoconstriction dans les glandes mammaires d'abord, puis d'assèchement des cellules glandulaires sous l'action de l'osmose saccharémique, que la lactation est interrompue.

d) Sudation. — **Enfin, bien que l'on sache depuis les travaux déjà anciens de Golz (1875), que la sudation est commandée par le système nerveux, et que l'on connaisse l'existence de *nerfs excito moteurs* qui se distribuent aux glandes sudoripares et provoquent la sécrétion sudorale si, en conséquence on sait qu'il n'y a pas de corrélation nécessaire, absolue, entre la sudation et l'état de la circulation périphérique, il n'en est pas moins vrai que, au point de vue de l'abondance de la sécrétion, il y a un rapport entre la sudation et la vasodilatation. La *saccharémie*, par son action vasoconstrictive permet, en élevant d'une façon notable la pression osmotique dans le sang et dans les lymphatiques, une sorte de déséquilibre entre le cycle de cette circulation et celui de la sécrétion directe, qui ne peut se rétablir que par une sorte d'absorption des humeurs protoplasmiques dans le sang.**

Rappelons en passant que parmi les agents qui produisent une hypersécrétion sudorale *par action directe sur les centres sudoraux*, il faut d'abord mentionner, *l'acide carbonique* contenu dans le sang. L'état asphyxique du sang est donc une cause d'hypersécrétion sudorale. Or, ainsi que nous l'avons indiqué précédemment, les hydrates de carbone, notamment le saccharose et ses produits de dédoublement sont des éléments de combustion facile et parfaite. Ils demandent seulement une oxygénisation considérable pour fixer les molécules de carbone et les transformer en CO_2.

Et c'est ainsi que grâce à eux, l'oxygénisation devient intense au niveau des poumons, que le sang régénéré, brûlé notamment de ses éléments carbonés, apporte à l'organisme les calories nouvelles. C'est là le *pouvoir thermodynamique* du sucre, si apprécié, soit dit en passant, du tuberculeux pulmonaire. Sous l'influence du sucre donc,

les centres sudoripares n'étant plus excités, la sudation
diminue, puis disparaît.

B. — *Pouvoir hémostatique*

Nous avons vu plus haut que le saccharose injecté avait
une action ʍsidérable sur la circulation sanguine dont il
augmentait notamment l'état de viscosité et la tension artérielle. C'est cette action si importante qui commande le véritable pouvoir hémostatique qu'exerce le saccharose injecté
en solution concentrée quand il s'agit d'*hémorrhagies capillaires*, qu'elles soient superficielles ou cavitaires. C'est aux
travaux de LIOTTA et de BARBA MORIIY, tous deux élèves
et travaillant sous l'impulsion du professeur Lo Monaco,
que l'on doit la mise en évidence de ce pouvoir hémostatique. Il a été depuis démontré, contrôlé, utilisé par divers
auteurs et nous-mêmes en avons vérifié les effets en particulier sur diverses hémorrhagies internes :

Hémoptysies.
Hématémèses.
Métrorrhagies.
Hémorrhagies intestinales.
Hématuries.

Pour chacune de ces localisations anatomiques de l'hé-
morrhagie capillaire, le résultat des injections de saccharose en solution concentrée a été nettement efficace.

Quel est d'ailleurs le mécanisme habituel de l'hémostase spontanée ? Cette hémostase se produit par la formation d'un *caillot d'obturation*, c'est à dire par la coagulation
du sang au niveau de l'ouverture saignante. Or le sang
hypersaccharisé facilite l'hémostase parce qu'il est suscep-

tible, ayant augmenté sensiblement la viscosité sanguine, de favoriser la formation d'un caillot, en rendant plus lent l'écoulement et en facilitant dès lors le contact du sang avec les tissus du voisinage, contact qui est dans l'espèce, la cause déterminante de la *coagulation spontanée*. Il semble enfin, malgré l'opinion différente de l'honorable *Docteur* Sanmartino *(L'action du sucre sur le pouvoir coagulant du sang*, 1916) que le sucre exerce sur la coagulation sanguine une action analogue à celle des *sels de calcium*, et qu'il soit possible de supposer, sans que nous ayons pû le démontrer expérimentalement il est vrai, qu'elle est produite par le fait d'un *saccharate de calcium* formé dans le sang avant que les amylases n'aient changé le saccharose $C^{12}H^{22}O^{11}$ en produits de dédoublement assimilables, et sans action sur la coagulation.

Par ailleurs, il n'apparaît pas que le rôle de la pression sanguine dans la réalisation de l'hémostase soit net ; en tout cas, il est fort mal connu, puisque l'on sait que, dans toute une série de maladies, cette hémostase ne paraît pas le moins du monde liée à l'état de la tension sanguine ; et que d'autre part, parmi les médicaments hémostatiques, plusieurs comme l'*antipyrine*, la *cocaïne* sont des vasoconstricteurs et augmentent au moins dès les premiers moments, la pression sanguine. De plus, divers moyens mécaniques, préconisés pour arrêter certaines hémorrhagies, paraissent agir en mettant nettement en jeu un mécanisme vasoconstricteur : procédé du sachet de glace, enveloppements froids, clef froide, etc.

En résumé, c'est donc bien en vertu de son action directe sur la coagulation du sang que le saccharose injecté manifeste son pouvoir hémostatique, qu'elle tienne à l'augmentation de viscosité sanguine ou à la présence d'un saccharate de calcium qui en renforcerait l'action.

C. — *Pouvoir antiseptique.*

Il semble que de tous temps on ait reconnu au sucre la
propriété antiseptique. Récemment encore, le *Docteur*
Cabanès, un des maîtres de la littérature médicale française
aimait à le rappeler, non sans humour, dans un des derniers numéros de la *Chronique Médicale.* « Croirait-on, disait-
il, que dès le xviiie siècle, on s'était aperçu des propriétés
antiseptiques du sucre ? » Raulin, un novateur pour son
temps, celui-là même qui avait découvert la contagiosité
de la tuberculose bien avant nos expérimentateurs mo-
dernes, Raulin mettait le sucre en parallèle, pour le panse-
ment des plaies, avec le camphre, la myrrhe et d'autres
aromates. Le fait est d'autant plus intéressant à signaler
que ce n'est que de nos jours qu'on a préconisé à nouveau
le sucre en chirurgie, pour hâter la cicatrisation des plaies.

Le sucre, écrit Raulin, modifie les ulcères par une application extérieure : il préserve puissamment de la pourriture
les plantes et les substances animales.

On sait d'autre part, depuis toujours, mettre à profit ce
pouvoir antiseptique du sucre en lui confiant le soin de
confire les fruits, de préparer des confitures inaltérables,
des sirops inattaquables aux bactéries, et c'est toujours de
saccharose en solution concentrée qu'il est question.

Nous avons déjà vu comment les *Docteurs* Liotta et
Barba Mormy avaient mis à nouveau en évidence dans
deux récentes publications de grande valeur, cette action
antiseptique toujours aussi nette dans les cas des injections
intramusculaires de saccharose en solution concentrée, que
dans celui des applications directes sur les plaies.

Cette propriété *antiseptique* du saccharose en injections, jointe à ses pouvoirs déjà signalés d'être *antisécréteur* et *hémostatique* suffirait pour faire de ce produit simple et inoffensif un des plus énergiques instruments de la thérapeutique humaine.

Pouvoirs secondaires : a) *antibéchique.*

Et cependant le saccharose possède encore d'autres effets qui sont souvent la résultante de ses trois propriétés principales et caractéristiques. Il est tour à tour *antibéchique,* chez les pulmonaires dont il a asséché les bronches, et qui n'ayant plus à expectorer arrivent rapidement à ne plus tousser. La toux, en effet, est une sorte de moyen de défense employé par l'homme pour se débarrasser des mucosités qui peuvent encombrer son arbre aérien, qui devient inutile dès que cet encombrement n'existe plus.

Disons en passant, à ce sujet, que cette action antibéchique du sucre se rapproche très nettement de celle des médicaments du groupe des *térébenthinés.* « On admet, dit RICHAUD, à ce sujet, que les doses faibles de ces produits excitent la sécrétion bronchique, tandis que les doses élevées dessèchent au contraire la muqueuse des bronches ».

Lo Monaco n'a pas dit autre chose pour les injections de saccharose, et c'est là, dans ces minutieuses observations et dans les résultats remarquables qu'il en tire que réside l'importance de sa découverte, la raison majeure de sa haute valeur thérapeutique.

b) *antifébrile.*

Puis le voici *antifébrile,* faiblement, il faut l'avouer, mais en proportion avec la désintoxication de l'organisme à laquelle il s'est essayé.

c) *diurétique.*

Et encore il est *diurétique,* directement diurétique, ainsi que l'ont démontré DASTRE en 1889, dans ses *Observations relatives à la diurèse produite par les sucres,* et DUJARDIN-BEAUMETZ, 1889 également, dans un ouvrage remarquable *Sur l'action des sucres comme diurétiques.* Cette action diurétique fut particulièrement observée sur le sucre employé en injections intraveineuses (RICHET), et c'est à lui que RICHET et MOUTARD-MARTIN attribuent les propriétés diurétiques du lait *(Influence du sucre injecté dans les veines sur la sécrétion rénale).*

Il est même diurétique dans les cas des injections de solution concentrée de saccharose, alors que la tension sanguine, nous l'avons démontré plus haut, augmente, de même que la viscosité sanguine. C'est là un fait et, d'ailleurs, s'il parait bien démontré qu'il existe un certain parallélisme entre la pression artérielle et la sécrétion urinaire, il ne paraît pas cependant qu'il y ait une relation étroite avec la quantité d'urine produite, car on a pu observer expérimentalement une augmentation de la pression artérielle sans augmentation correspondante de la diurèse et inversement, une augmentation de la diurèse sans augmentation correspondante de la pression artérielle. Ici ce n'est pas la pression générale du sang qui importe, c'est la *pression locale* dans les artères du rein, c'est la quantité de sang qui passe par les reins.

Et comment se rendre compte de la pression au niveau des capillaires des glomérules, et prouver que la pression à ce niveau suit rigoureusement les variations de la pression dans les gros troncs artériels ? On est, sur ce point, réduit aux hypothèses, et devant le fait brutal il faut s'incliner.

Nos sujets d'expérience étaient pour la plupart, nous

devons à la vérité de le dire, des malades de notre Clinique antituberculeuse, sujets en état d'oligurie, à cause des sueurs nocturnes et abondantes qu'ils éprouvaient. Au bout de quelques jours de saccharisation, leur urination devenait normale, le volume des urines dépassait parfois même assez rapidement les 1.200 à 1.400 gr. qu'on trouve normalement chez la femme et l'homme habitués à boire sans excès.

Cette diurèse, nous l'avons observée constamment, quoique dans des proportions différentes. Il semble que, les sueurs disparaissant, le sang reste chargé d'une plus grande quantité d'eau dans sa masse, et que le rein, qui est autant un filtre qu'un appareil glandulaire, élimine par ses moyens propres, l'excès d'eau et de produits impurs contenus dans le sang saccharisé.

Telles sont les propriétés principales et secondaires du sucre injecté. Elles trouvent des applications multiples en clinique; le champ en est vaste, les résultats féconds et fidèles, et passer en revue les applications thérapeutiques du sucre, c'est parcourir le cycle presque complet de la clinique elle-même.

Nous nous contenterons de considérer successivement les diverses maladies et syndrômes cliniques dans lesquels une *hypersaccharémie thérapeutique* obtenue au moyen d'injections répétées de saccharose en solution concentrée par les voies soit endoveineuse, soit intramusculaire ou souscutanée est parvenue et parvient habituellement à apporter une amélioration évidente des symptômes pathologiques, souvent même la guérison indéniable de ces accidents. Nous ne publierons donc ici que le résultat d'observations personnelles, les unes faites pour vérifier les assertions de Lo Monaco et de ses élèves à ce sujet, et dans des cas bien étudiés, les autres prises minutieusement dans un but de recherches et dans des cas où l'action du saccharose n'avait pas encore été suivie. Il ne s'agit donc point ici d'énumérer toutes les indications thérapeutiques de ce produit, mais bien de signaler les cas cliniques où cette action a été nettement déterminée et énergiquement efficace.

CHAPITRE III

LA SACCHARISATION EN CLINIQUE

La détermination des trois principales propriétés du saccharose employé en injections, à haute dose et en solution concentrée nous a conduit à entreprendre l'étude des divers syndrômes pathologiques où elles se manifestent, suivant qu'il agit par l'une ou l'autre de ses propriétés dominantes.

C'est ainsi que nous nous proposons d'étudier :

1° Tout d'abord les maladies sur lesquelles la saccharisation agit *surtout* par la *propriété antisécrétrice* du sucre, en divisant ces syndrômes en deux parties, suivant que l'action porte sur un des deux principaux groupes de tissus glandulaires, qui nous intéressent seuls : les *séreuses* et les *muqueuses*, et nous passerons ainsi successivement en revue :

a) les maladies des séreuses
{
Pleurésies.
ascites.
péricardites.
méningites, etc.

$b)$ les maladies des muqueuses $\left\{\begin{array}{l}\text{entérites.}\\\text{dysenterie.}\\\text{choléra.}\\\text{gastrites.}\\[1em]\text{Rhume des foins.}\\\text{maladies des bronches.}\\\text{maladies des poumons, etc.}\end{array}\right.$

2° Ensuite celles qui sont caractérisées par la présence d'hémorrhagies capillaires et où se manifeste l'*action vaso-constrictive* et *hémostatique* du saccharose en injections.

> Métrorrhagies.
> hématémèses.
> hématuries.
> hémoptysies, etc.

3° Enfin celles où l'amélioration, la guérison apportées par les injections de saccharose, semblent ressortir davantage à sa *propriété antiseptique.*

> Bronchectasies à expectoration purulente.
> Uréthrites.
> Cystites, etc.

Il est bien évident que ces classifications ne peuvent avoir rien d'absolu, que les divers cas pathologiques envisagés ne sont groupés ainsi que pour la commodité de la description, et qu'il arrivera de parler de néphrite, du diabète par exemple, sans qu'on puisse faire entrer ces syndrômes dans un des cadres principaux de notre étude. Nous pensons cependant que malgré son insuffisance indéniable, cette division schématique rendra plus claire l'action manifeste en clinique et l'importance thérapeutique de premier ordre des injections de saccharose à haute dose.

La saccharisation dans les pleurésies.

L'épidémie de grippe qui a sévi en France pendant ces derniers mois, avec une intensité parfois désastreuse, nous a donné de multiples occasions d'apprécier l'action modificatrice des injections de saccharose, et d'en généraliser systématiquement l'emploi dans toutes ses manifestations, tout au moins celles qui sont particulières au système respiratoire, lorsque nous eûmes acquis la conviction de son influence bienfaisante autant qu'inoffensive. Des diverses observations recueillies dans ces circonstances, nous nous contenterons de présenter les plus démonstratives, les plus typiques en quelque sorte, pour ne pas nous laisser entraîner, tout en ne réduisant en rien la portée de cet ouvrage, à lui donner des proportions plus considérables que celles que nous lui avons assignées.

Observation I

Donc le 12 octobre 1918, nous sommes appelés auprès d'une jeune femme Mlle Jeanne C..., 33 ans, de santé habituellement robuste, qui brusquement avait été prise de frissons, d'une courbature intense et de gêne respiratoire du côté droit.

Toux sèche ; température 39°2 ; pouls fréquent et dur, à l'auscultation, frottements pleuraux à la base droite.

Pas d'expectoration notable. Nous posons le diagnostic de *Pleurésie* et ordonnons une médication d'attente.

Analyse des urines : ni sucre, ni albumine. Présence de phosphates.

Nous revenons le 14 octobre. La température a oscillé

entre 38°5 le matin et 39°3 le soir, la toux et le point de côté ont diminué, mais les vibrations ont disparu à la base droite, et nous distinguons un souffle nettement perceptible, en même temps que la matité de la région décèle un *épanchement* liquide déjà en voie de formation.

Nous commençons dès ce jour même les injections intramusculaires de la solution suivante de saccharose :

Saccharose pure...........   5 gr.
Stovaïne... ....   3 centigr.
Eau distillée qs. pour une ampoule stérilisée.

dont nous employons une chaque matin.

C'était là la formule de Lo Monaco modifiée par nous, depuis juin 1918, que nous faisions préparer avec toutes les garanties de pureté et d'aseptie, et que nous avons utilisée exclusivement, sous le nom de *Saccharosyl,* jusqu'à ce qu'il nous ait été possible de nous procurer en France l'*Aflegmatol Lo Monaco.*

Malgré nos injections quotidiennes de 5 gr. de saccharose par la voie intramusculaire, la matité augmentait rapidement, et s'élevait jusqu'au deuxième espace intercostal droit. Vers le 7e jour, alors que le foie était notablement abaissé ; la déviation du sternum devenait très nette ; la dyspnée se faisait intolérable, l'état général était peu brillant, et nous ressentions quelqu'inquiétude en présence de la marche rapidement aggravante des signes d'épanchement.

Ce fut alors que, convaincu de l'efficacité de la thérapeutique nouvelle, qui nous avait si heureusement réussi dans un cas de pneumonie grippale particulièrement angoissant puisqu'il s'était produit dans notre famille, nous décidâmes de donner à notre technique une allure plus héroïque, puisque nous étions certain de son inocuité.

Nous faisons au matin du 8e jour une ponction exploratrice dans le sixième espace intercostal et retirons un liquide clair et limpide. Nous ponctionnons alors au trocart et après avoir extrait 1/2 litre de liquide, nous lançons dans la plèvre 10 cmc. de notre solution de saccharose, auxquels nous avons ajouté deux gouttes de solution d'adrénaline à 1/1000.

Le soir nous pratiquons une injection intraveineuse de 5 cmc. de saccharosyl et nous continuons ainsi par la voie endoveineuse des injections de 5 gr. le matin et 5 gr. le soir avec chaque deux jours, 10 gr. de saccharose en injection intrapleurale.

La nuit qui suivit la ponction et la première injection intrapleurale, fut assez agitée, la température demeura élevée, autour de 39°, mais dès le 11e jour, c'est-à-dire trois jours après le commencement de notre saccharisation intensive, les signes de régression de l'épanchement pleural apparurent très nets.

Au bout du 16e jour, la matité avait fait place à la submatité, même dans les zônes moyennes ; les vibrations étaient revenues, le souffle disparaissait et les bruits de frottement de retour remplaçaient le silence respiratoire. Quelques jours après la malade entrait en convalescence, en une convalescence rapide, comme était survenue la résorption de l'épanchement. Il semblait que les forces eûssent été conservées même pendant la période d'épanchement pleural, comme si les grosses quantités de sucre injectées eûssent agi sur le système nerveux et l'état général en le soutenant ; si bien que jusqu'au 27e jour nous avons continué à faire 5 gr. de saccharose en injection intraveineuse, pour maintenir l'effet produit.

Ainsi une *pleurésie sérofibrineuse à épanchement* abondant était jugulée au 17e jour sans complications, par suite du traitement intensif par des injections de saccharose à doses massives ; la convalescence était écourtée et nous pouvons ajouter que la guérison a été définitive, autant qu'il est permis d'en juger six mois après.

Il s'agissait dans l'espèce d'une pleurésie sérofibrineuse *d'origine grippale* à n'en pas douter, la notion épidémique du moment, un voisinage contaminé par le mal à la mode, avec dans la maison même deux personnes qui présentaient des accidents bronchiques aigus ; tout rendait vraisemblable une pareille supposition.

D'ailleurs, l'*examen du liquide* de la ponction exploratrice au 3e jour, n'avait pas permis de déceler de bacille de Koch, parmi une flore bactérienne abondante et diverse.

L'inoculation au cobaye avait été négative et une *intradermo réaction* pratiquée pendant la convalescence n'avait donné aucun résultat positif.

Telle a été notre thérapeutique en présence d'une pleurésie sérofibrineuse non tuberculeuse ; il semble qu'une technique analogue aurait des chances multiples de succès dans un cas de *pleurésie hémorrhagique*, et que même les *pleurésies syphilitiques* avec épanchement, trouveraient avantage, concurremment au traitement spécifique, à mettre à contribution l'action antisécrétrice du sucre.

Par ailleurs, l'analyse des urines faite à diverses périodes de la maladie n'a jamais permis de déceler de glucosurie. Par contre, nous n'avons pas constaté de crise urinaire notable au moment de la régression de l'épanchement. L'action inhibitrice du saccharose, en solution concentrée, sur les cellules séreuses elles-mêmes suffit à expliquer l'arrêt de leur sécrétion anormale ; la mise directe au contact du médicament, la masse des doses employées explique aussi que nous ayons obtenu des résultats heureux, là ou d'autres expérimentateurs comme Luccherini n'ont eu que des améliorations indécises, et il est bon, dans ce cas, de se rappeler les préceptes de « Rudolf Arndt », un des rares savants germains à mentalité lattine :

Les petites doses exaltent l'activité vitale des cellules, les doses moyennes la renforcent, les doses fortes la paralysent, les doses excessives la suppriment toujours.

— 56 —

La saccharisation dans les Ascites.

C'est l'emploi de ces doses excessives que nous avons continué dans tous les cas d'ascite qu'il nous a été donné de suivre soit dans notre clientèle, soit à notre clinique, que nous avons toujours conseillé lorsque des confrères amis ont eu recours à notre expérience de la saccharisation.

OBSERVATION II.

Le 15 janvier dernier nous recevons à notre clinique Mlle Suzanne D..., 29 ans, rhumatisante avérée depuis l'enfance, et qui éprouve depuis quelque temps des malaises fréquents et une lassitude insurmontable.

A l'examen des poumons, l'auscultation nous montre une légère congestion des bases. Mais le cœur nous laisse entendre un bruit de forge caractéristique d'une insuffisance mitrale prononcée. Le foie est hypertrophié, les reins congestionnés donnent à peine quelques grammes d'une urine épaisse et albumineuse ; des œdemes enflent les tissus des jambes, l'abdomen est augmenté de volume.

A l'examen minutieux de cet abdomen, on constate une matité assez notable du bas ventre, et la zône sonore de l'intestin est remontée à quatre travers de doigt environ au dessus du pubis ; il s'agit à n'en pas douter d'une *ascite cardio hépato brightique* par insuffisance mitrale.

En dehors du traitement toni-cardiaque et diurétique, nous instituons un traitement local et général de l'ascite. Injections quotidiennes de 5 cmc. de saccharosyl matin et soir, par la voie endoveineuse ; ponction exploratrice tous les trois jours avec une aiguille de 4 c/m de long et 9/10 de millimètres de calibre, adaptée à une seringue de 10 cmc.

et remplacement de 10 cmc. de liquide d'ascite par 10 cmc.
de la solution concentrée de saccharose.

Ces injections indolores furent très bien supportées ; et
bientôt les œdèmes disparaissaient et le liquide d'ascite s'é-
tait éliminé au bout de trois semaines de traitement.

La guérison de ce cas d'ascite cardio brightique est-elle
définitive ? Nous ne l'affirmerons pas, bien que CONSENTINO
ait signalé magistralement en 1916 l'action bienfaisante de
la saccharisation sur les cardiopathies. Notre insuffisance
mitrale est une lésion importante, définitive, sans espoir de
restauration valvulaire ; les conséquences fâcheuses peuvent en être compensées sous l'influence du traitement ;
cependant un jour viendra où malgré la valeur de celui-ci,
la stase sanguine dans les organes résistera à l'action vaso-
constrictive de la médication. Mais s'il ne s'agit pas ici de
guérison, on peut dire que l'ascite est justiciable des injections de saccharose, et que cette hypersécrétion de la séreuse
péritonéale doit trouver dans leur action antisécrétrice
une atténuation dans son fonctionnement anormal.

La saccharisation dans les Péricardites.

Aux symptômes signalés dans l'observation II s'ajou-
taient des phénomènes particuliers : anxiété, douleur entre
les deux épaules accompagnée parfois de refroidissement et
de lipothymies.

A l'auscultation, en outre d'un souffle énorme à la pointe,
encore que lointain et assourdi, on perçoit quelques légers
frottements à la base du cœur.

La matité cardiaque est augmentée. Il s'agissait évidemment d'un épanchement péricardique, de même origine

que l'ascite. Le traitement saccharosique fut institué ainsi que nous l'avons dit plus haut. Au bout du 6e jour, les frottements râpeux apparaissaient au devant du cœur, dont les bruits devenaient plus intenses. Quelques semaines après, ces frottements étaient à peine perceptibles, les signes de péricardite avaient disparu.

La saccharisation est donc à ajouter au traitement des péricardites tout au moins aiguës ; elle présente l'avantage d'une efficacité certaine sans faire courir les risques d'une médication hasardeuse et infidèle au moyen de drogues de maniement toujours délicat.

La saccharisation dans les Méningites.

Ici nous abordons un sujet qui nous tient particulièrement à cœur. C'est en effet sur deux cas de méningite que nous qualifions de tuberculeuse, que nous avons fait nos premières expérimentations de la méthode des injections de saccharose, véritables tâtonnements dans l'inconnu de sa technique et de ses réactions. Il fallait toute notre foi en Lo Monaco, notre désir inébranlable de faire quelque chose en présence d'un syndrôme où la plupart des maîtres conseillent l'abstention, pour persévérer dans nos essais ; l'assurance de l'inocuité du traitement nous a soutenu et puisque le succès a consenti souvent à couronner nos efforts c'est bien à la méthode des injections de saccharose, et à elle seule, que doivent être rapportées les guérisons obtenues. Dès juin 1918, on ne pouvait plus dire que la méningite tuberculeuse était un mal incurable ; Lo Monaco avait découvert le principe de son traitement et nous pouvons affirmer, sans crainte d'être contredit, que nous sommes les premiers à en avoir osé l'application.

Au demeurant, nous aurons l'occasion de revenir sur ce sujet ; nous aborderons seulement ici l'étude des méningites aiguës non suppurées dont il nous a été donné de suivre quelques cas à l'occasion de complications grippales, ou d'infections de diverses natures.

Nous choisirons donc un cas de *méningite ourlienne*, typique dans son évolution sous l'influence de la médication saccharosée. Il nous a été communiqué par le docteur P..., médecin-major des troupes coloniales.

OBSERVATION III.

Au cours d'une épidémie d'oreillons qui s'abattit au camp du L...., dans l'été dernier, un des malades, le soldat Emile K..., jeune engagé de la classe 20, et alors que la fluxion parotidienne disparaissait, fut saisi brusquement d'un accès de fièvre, avec une céphalée frontale intense. La température monte à 40°1, le malade vomit. On constate une gêne douloureuse dans les mouvements du cou, accompagnée de quelques douleurs rachialgiques peu accusées ; le Kernig est nettement positif, il n'y a pas de constipation. Le pouls est à 60 pulsations à la minute et la dissociation est ainsi très nette du pouls et de la température. Enfin on note une légère inégalité pupillaire, et la pression des globes oculaires est douloureuse. Le testicule gauche devient plus sensible.

Cet état durait depuis quelques jours lorsque le traitement par les injections de saccharose fut institué après lecture de notre article sur les méningites et la méthode Lo Monaco. Sur notre conseil on fit chaque jour par la voie endoveineuse, toujours la plus sûre dans les cas qui exigent une rapide réaction, des injections de 10 gr. de saccharose en deux fois.

Brusquement dès le 3ᵉ jour la céphalée, les contractures s'apaisent, la température s'abaisse progressivement, et le malade se rétablit, conservant seulement pendant queique

temps une courbature tenace. La ponction lombaire ramène
au 7e jour un liquide clair qui coule lentement ; il n'y a plus
d'hypertension. Au bout de quelques semaines la guérison
était définitive.

Ici encore, comme dans les cas précédents caractérisés
par une hypersécrétion séreuse, c'est le pouvoir antisécréteur du saccharose en injections qui agit énergiquement
sur les tissus glandulaires. L'inhibition des cellules séreuses
est flagrante, la sécrétion retombe au taux normal entraînant dans sa chute la disparition des signes cliniques.

La saccharisation réalise donc encore une fois le type de
la médication antisécrétrice ; elle constitue le traitement le
plus efficace et le plus inoffensif de la *méningite aiguë*.

La saccharisation dans les Entérites et les Dysenteries.

On retrouve la même efficacité des injections de saccharose dans le traitement des maladies des glandes muqueuses.
L'action est nette dans le traitement des entérites, comme
on peut en juger par l'observation suivante :

Observation IV.

Il s'agit d'un cas de *dysenterie sporadique* observé au mois
de juillet dernier, pendant un séjour au bord de la mer à
C... (Manche).

Les habitations de la plage ne sont approvision-
nées en eau potable qu'au moyen de citernes ; et de juin à
août les cas d'entérite infantile, de dysenterie même n'y
sont pas rares, bien que la plupart soient d'allure bénigne.

Donc, vers le 12 juillet nous fûmes appelés à voir un jeune

homme de 11 ans, Marcel B..., qui avait été pris brusquement de diarrhée et de douleurs abdominales. Au bout de
48 heures les selles contenaient des mucosités glaireuses,
d'un blanc jaunâtre et striées de filets de sang, et parfois
prenaient l'aspect de crachats rouillés. Epreintes, dysurie,
fétidité des garde-robes, 12 à 15 évacuations alvines par
24 heures.

En présence de ces symptômes locaux de dysenterie qui
s'accompagnaient d'un pouls fréquent et dur, d'un état de
rougeur et de sécheresse de la langue, de phénomènes d'ady-
namie, nous décidons, autant à cause de l'éloignement où
nous étions d'une pharmacie, que par désir d'expérimenter
sur un cas de dysenterie les propriétés particulières du saccharose en injections, nous décidons, disons-nous, d'op-
poser la méthode Lo Monaco presqu'exclusivement aux manifestations du syndrôme dysentérique.

Nous instituons donc le traitement suivant : injections
intraveineuses matin et soir de 5 gr. de saccharosyl, en
même temps nous donnons deux fois par jour un lavement
au nitrate d'argent à 30 centigr. pour 250 cmc. d'eau
bouillie, nous donnons en outre de petites doses de sulfate
de soude. L'amélioration est lente, mais continue. Dès le
3e jour la température ne dépasse pas 38°, les évacuations
deviennent plus rares, nous ne faisons plus dès le 6e jour
qu'un lavage intestinal à 20 centigr., que nous cessons au
8e jour. Dès cette période nous nous en tenons exclusivement à l'emploi des injections de saccharose 10 gr. par jour,
puis 5 gr. L'amaigrissement des premiers jours cesse, la
reprise de l'alimentation légère (fromages blancs, lait caillé,
confiture de coings), peut se faire au 8e jour et continuer
plus intense (potages, bouillies, purées) vers le 10e jour.

La desquamation des muqueuses, les glaires sanguino-
lentes disparaissent rapidement, l'embonpoint reprend, en
même temps que l'état général s'améliore.

Ainsi, nous avons supprimé du traitement l'action de

l'ipéca; que nous avons remplacée par celle analogue du sucre. Nous avons délaissé rapidement les lavages antiseptiques, car l'asséchement de la muqueuse intestinale, la diminution de sa sécrétion se sont produits après une semaine environ, et il a suffit de continuer la saccharisation quelque temps encore pour venir à bout d'une *dysenterie* d'ordinaire tenace et dont la durée est de plusieurs semaines.

Une pareille action des injections de saccharose à haute dose aurait sans doute les effets les plus favorables dans les cas d'*entérite aiguë*, dans les diverses *enterocolites* glaireuses et membraneuses, dans les *gastro entérites des nourrissons, le choléra infantile.*

Le processus morbide étant analogue, l'action thérapeutique serait sensiblement la même et il me semble qu'on puisse en espérer les mêmes effets favorables. Quoi qu'il en soit, l'étude n'en a pas été faite par nous, et nous ne saurions en ce cas avancer des conclusions définitives.

La saccharisation et le Choléra.

Dans le choléra, cependant comme dans la diarrhée dysenterique, PIANTONI a utilisé les injections de saccharose et déclare que le taux de mortalité par ces maladies a été très abaissé sous l'influence de ce traitement.

D'autre part Lo Monaco ayant mis en évidence l'action de la saccharisation sur le foie du chien, et CONSENTINO ayant retrouvé cette même propriété cholagogue en expérimentant sur l'homme, il semble que dans les maladies entéritiques catarrhales ou épidémiques, le flot de bile lancé dans l'intestin sous l'action du saccharose peut avoir une influence favorable sur l'état de la muqueuse intestinale et de la forme des matières alvines.

Nous signalons ces faits sans avoir eu l'occasion de les contrôler et nous passerons à l'étude de la saccharisation dans les maladies de l'estomac caractérisées par une hyper-sécrétion anormale de la muqueuse gastrique.

La saccharisation dans les Gastrites.

Nous donnerons ici une observation de *gastrite hypersthénique* avec gastrosuccorrhée qui est particulièrement typique, mais nous avouons que nous aurions eu le choix dans la série de gastrites médicamenteuses qu'il nous est donné d'observer chez les malades qui nous arrivent à la Clinique après avoir absorbé les médicaments les plus divers et les plus violents. On ne peut dire que le résultat en ait été inappréciable car, s'il a été nul contre la symptomatologie tuberculeuse, il a été violent contre la muqueuse gastrique souvent abîmée pour de longs mois.

OBSERVATION V.

Après avoir suivi sans succès une demie douzaine de traitements anti-tuberculeux, un clerc de notaire, M. Théodore H..., 39 ans, vient nous consulter le 25 novembre 1918, pour une affection pulmonaire qui lui avait occasionné il y avait 4 ans, quelques hémoptysies légères, mais qui avaient beaucoup frappé l'imagination du malade.

Depuis cette époque il, prenait les plus grandes précautions, avait absorbé des quantités de pilules, cachets, poudres et potions, sans oublier gouttes et capsules. Bref, il se présentait à nous avec un amaigrissement marqué et des troubles gastriques sérieux.

Disons tout de suite qu'à l'examen de l'appareil respira-

toire, nous trouvons un sommet léger à gauche et des traces
d'un foyer ancien et presque éteint au niveau de l'interlobe
gauche en arrière. Peu de chose en réalité.

Mais le malade signale de vives douleurs au creux de l'estomac, qui disparaissent 2 heures après les repas et sont
calmées par l'ingestion des aliments. Il présente des vomissements qu'il provoque pour se soulager au moment des vives douleurs, et les matières vomies sont acides, brûlantes
pour l'œsophage et la bouche. Le pyrosis est fréquent ainsi
que les éructations qui vont avec une sialorrhée abondante.
Appétit conservé alternatives; de constipation et de diarrhée; amaigrissement marqué, ainsi que nous l'avons dit
plus haut.

A l'examen de l'estomac, nous provoquons à la pression
une douleur surtout marquée à la région pylorique. L'estomac est distendu et ptôsé. Nous ne faisons ni tubage, ni repas
d'épreuve ; mais l'hypersécrétion gastrique est manifeste, et
le malade a constaté quelquefois dans ses vomissements des
liquides noircis par du sang. Il semble qu'il y ait aussi quelqu'ulcération gastrique qui s'éveille parfois avec les efforts
d'expulsion du suc gastrique

Nous ordonnons, dès le premier jour, le traitement par injections de 5 gr. de saccharose chaque jour, qui est parfaitement suivi. Dès le 8e jour, sans doute aussi parce que nous
mettons le malade à un régime sédatif et *déchloruré*, nous
constatons que les vomissements deviennent moins nécessaires parce que les douleurs se sont beaucoup atténuées.

Vers le 17e jour les vomissements cessent complètement,
le pyrosis disparaît avec la sialorrhée, et à ce propos il
faut noter que dès le début du traitement Lo Monaco on
constate chez tous les malades comme première réaction une
sécheresse de la gorge qui les préocupe même au début, et
s'atténue par la suite. Ici donc diminution de la sécrétion
salivaire, et lorsqu'après 7 semaines de traitement le malade
nous quitte, sa gastrite avait disparu en même temps que
ses accidents pulmonaires et son amaigrissement.

Une pareille action antisécrétrice aussi nette sur la sécrétion de la muqueuse stomacale que sur celle des séreuses, indique l'intérêt des injections de saccharose dans les dyspepsies de diverses origines, caractérisées par une hypersécrétion notable, dans la *gastro succorrhée*, dans les *gastrites ulcéreuses*, etc.

Elle permet de préjuger des heureux résultats de son application dans les maladies des bronches et des poumons.

Son action dans les rhumes des foins.

Mais avant d'en entamer l'étude, signalons incidemment une conséquence curieuse de la saccharisation sur la Rhinite spéciale connue sous le nom de *Rhume des foins*.

OBSERVATION VI.

Pendant nos vacances, en juillet 1918, notre assistant le médecin-major de 1re classe Ch..., qui avait pris soin de notre clientèle, fût amené à visiter M. Paul G..., 36 ans, comptable, atteint de bronchite chronique du 2e degré. Il conseilla un traitement par injections intramusculaires de 5 gr. de saccharose par jour, qui devaient être faites dans la famille du malade. Après quelques jours, M. G... revint pour rendre compte au Dr Ch..., de l'effet du traitement ; et il signala entre autres changements, la brusque disparition d'un rhume des foins périodique, dont il était gêné depuis 14 ans et pour la guérison duquel il avait entrepris les traitements les plus divers sans aucun résultat. Dès la 3e injection de saccharose, les symptômes de Rhinite avaient été atténués, et après quelques injections, ils n'avaient plus reparu.

Le Rhume des foins n'existait plus, et c'était là, semblait-il, un moyen élégant de supprimer une infirmité aussi ridicule que difficilement acceptée.

La saccharisation dans les maladies des bronches.

Nous avons vu avec quelle sûreté agissaient les injections de saccharose à haute dose et en solution concentrée sur les sécrétions glandulaires anormales des séreuses et des muqueuses diverses que nous avons examinées. Nous savons aussi avec quelle netteté elle agit sur la circulation sanguine par son pouvoir vasoconstricteur ; il était donc bien vraisemblable, et bien logique de penser que ces actions du saccharose se retrouveraient particulièrement efficaces dans les bronchites aiguës, les bronchites capillaires, les bronchopneumonies et dans les pneumonies mêmes, qui sont de véritables catarrhes, des congestions de l'appareil bronchique et du système pulmonaire. Elles se traduisent dès l'abord par une dilatation intensé et généralisée des capillaires péribronchiques ou périalvéolaires et, comme l'a bien décrit Lo Monaco, cette dilatation capillaire s'accompagne souvent d'une sorte d'*extravasation sanguine* au niveau des cellules muqueuses de l'organe, les cellules elles-mêmes gorgées de liquide sécrétant à outrance leurs mucosités ; c'est la formation en quantité variable de matières à expectorer.

La *saccharisation* à haute dose présente dans ces cas de catarrhes aigus, une action inhibitrice remarquable sur les cellules muqueuses des bronches, et une action vasoconstrictive très nette sur les capillaires péribronchiques. Cette action se manifeste dès les premiers jours du traitement, comme nous le verrons dans l'observation suivante, mais aussitôt qu'elle cesse avant que les organes malades aient repris leur équilibre circulatoire et sécrétoire, les signes de bronchite reparaissent. C'est donc bien au saccharose

qu'était dûe l'amélioration constatée, et il apporte en peu
de jours la guérison définitive.

OBSERVATION VII.

Mme Suzanne D..., 26 ans, est atteinte, le 12 octobre 1918,
après quelques jours de courbature avec inapétence, d'une
extinction de voix avec fièvre à 38°5, et toux persistante.
Transpirations abondantes, maux de tête et état nauséeux.
Elle déclare être grippée, car ses deux enfants sont à peine
remis de la maladie épidémique.

A l'auscultation, signes de bronchite, gros râles sur toute
la hauteur des deux poumons ; les crachats sont épais,
difficiles à obtenir.

Après une purgation légère, et pour atténuer, dans notre
pensée, l'effet de la grippe sur un cœur déjà très fatigué par
une maladie chronique antérieure, nous ordonnons des injections quotidiennes de la solution Lo Monaco de saccharose, à
la dose de 5 gr. par jour.

Dès le 4ᵉ jour du traitement, l'expectoration qui était
apparue rapidement abondante devient insignifiante, plus de
transpiration, les râles se font rares, et dans les 8 jours la
guérison est parfaite.

Il n'est donc pas douteux qu'un traitement aussi simple
facilite de beaucoup la remise en état des bronches avant
que leur inflammation ait eu le temps d'y creuser des lésions
importantes.

La saccharisation dans les maladies du poumon

Il en est de même dans les maladies du poumon ainsi que nous le montre l'observation suivante :

OBSERVATION VIII.

Le 18 septembre 1918, au moment où sévissait avec beaucoup d'intensité l'épidémie de grippe sur la région parisienne, une jeune femme Mme Isabelle C..., qui était au 9e mois de sa grossesse, est prise brusquement d'un violent point de côté dans la région thoracique gauche, avec toux sèche, et élévation de la température à 39°9; transpirations très abondantes.

Nous constatons à l'auscultation l'existence d'un foyer pneumonique sous l'omoplate gauche, avec souffle, râles sous crépitants fins, tandis qu'au sommet et à la base, ainsi que dans toute l'étendue du poumon droit on entend une musique de râles humides.

Le 19, la température dépasse 40°, les transpirations nocturnes sont considérables ; la toux épuisante, amène l'expectoration de crachats rouillés, peu abondants.

Brusquement, le 20, hémoptysies à répétitions peu importantes, mais l'aspect du sang a impressionné beaucoup la malade. Le pouls est faible, et fréquent ; la langue fuligineuse, les transpirations plus abondantes encore. A l'auscultation le foyer signalé à gauche semble un peu plus perméable, mais on note à la base droite une nouvelle localisation pneumonique, la *pneumonie lobaire* devient *bilatérale* et l'état général est inquiétant.

Tout d'abord nous avons prescrit une potion tonique additionnée de teinture d'ipéca, injections d'éléctrargol et d'huile camphrée à hautes doses, Champagne, etc., ventouses, etc.

Devant l'aggravation de l'état général et dès l'apparition des hémoptysies, nous décidons d'appliquer le traitement par injections intraveineuses de saccharose. Nous injectons 5 cmc. de saccharosyl matin et soir, par voie endoveineuse. Dès le lendemain les crachats hémoptoïques sont devenus plus fluides et clairs.

Un évènement important survient le 21, la jeune malade met au monde prématurément un bel enfant ; les hémorrhagies de la délivrance semblent avoir décongestionné les poumons malades, et la défervescence a lieu comme dans les pneumonies banales.

Cependant les injections sont continuées de 10 cmc. pendant 3 jours, puis de 5 cmc. seulement les jours suivants. Les râles sous-crépitants sont rapidement remplacés par de gros râles humides et la pneumonie prend l'aspect d'une simple bronchite, avec crachats à peine teintés, puis blancs muqueux. La convalescence survint dès la 2e semaine, sans accidents, sans perte de forces bien considérables, puisque sur les instances de la jeune femme, il lui fût accordé au bout de quelques jours de donner le sein au nouveau né, et qu'elle a continué son allaitement depuis lors sans en éprouver de fatigue.

Il est clair que si une pneumonie peut guérir malgré toutes les médications en quelques jours, il est rare qu'une *pneumonie double* disparaisse sans laisser de trace. Il est à considérer d'autre part, que dans notre cas, cette pneumonie double s'aggravait d'un état de grossesse, puis d'un accouchement qui devaient affaiblir davantage la malade. Et cependant, elle était bien loin d'être épuisée ; la convalescence venait rapide et nette, et les forces reprenaient en peu de jours.

Le traitement presqu'exclusif d'injections de saccharose,

outre qu'il avait seul arrêté l'hémoptysie du 3e jour, était certainement cause de la décongestion rapide des poumons et de l'amélioration immédiate de l'état général, c'est à lui qu'on pouvait rapporter la guérison parfaite qui suivit.

Un incident fut à noter dans la mise en train de la lactation. La *montée de lait fut tardive* et parût seulement le 7e jour après l'accouchement, lorsque, tout danger étant écarté, nous pûmes supprimer les injections de saccharose à haute dose, qui vraisemblablement, entravaient la sécrétion lactée. Nous rappelant les expériences de PIANTONI, nous fûmes amenés à renforcer l'activité des glandes mammaires, en faisant pendant quelques jours des injections intraveineuses d'une solution étendue de saccharose et galactose, en même temps que nous faisions additionner les boissons d'une certaine quantité de glucose.

La saccharisation et la Grippe

Cette observation de *pneumonie grippale* nous amène à dire un mot de la valeur particulière de la méthode Lo Monaco pour combattre l'infection grippale et ses manifestations pulmonaires, et de sa valeur prophylactique en cas d'épidémie.

Au cours de l'épidémie de grippe dite espagnole, qui a sévi à Paris, comme un peu partout dans le monde, il nous a été donné d'observer un nombre assez considérable de grippés. Bronchites, congestions pulmonaires, pneumonies, nous avons tout soigné par des injections de saccharose à 5 ou 10 gr., suivant les cas et chaque jour jusqu'à la convalescence ; nous ajoutions au traitement des révulsions énergiques, quelques rares potions toniques, et après une première désinfection intestinale, une alimentation soutenue dès le premier jour, et consistant surtout en fromages blancs petits suisses, compotes de fruits.

Les résultats de ce traitement ont été remarquables et nous pouvons dire que notre lœthalité a été insignifiante. Bien plus, nous n'avons pas eu un seul cas de grippe chez nos tuberculeux qui ait réveillé gravement des lésions anciennes, comme on l'a fréquemment constaté dans toutes les épidémies de grippe (*Docteur* A. NETTER). Il s'agissait le plus souvent de malades déjà traités par la méthode Lo Monaco ; la grippe les atteignait, mais sans présenter aucun caractère de gravité ; ils semblaient être en état de résistance parfaite et, à ce propos, nous reprenons à notre compte la théorie émise en Italie de la *formation certaine d'anticorps* en abondance sous l'influence de la saccharisation.

Quoi qu'il en soit :

a) Pas de poussées tuberculeuses après la grippe chez les malades traités par la saccharisation pendant la durée de la maladie, et l'on sait depuis les statistiques du *Professeur* GASTAIGNE que 90 et même 98 0/0 des autopsies hospitalières, dans les villes, montrent les lésions tuberculeuses latentes ou éteintes.

b) Pas de grippe à caractère grave, chez les tuberculeux déjà saccharisés qui sont atteints en cours de saccharisation ou peu de temps après avoir cessé un traitement normal, et guérison rapide des complications pulmonaires sous l'action des injections de saccharose. La grippe enfin, s'est montré d'autant plus bénigne dans ses manifestations que le sujet était plus imprégné de saccharose, c'est à dire qu'il était en traitement depuis plus de temps et plus près de la guérison.

Il semble donc que la méthode Lo Monaco soit un *remède antigrippal* d'une efficacité parfaite. Mais il n'est pas dou-

teux qu'il y aurait là un moyen précieux de *prophylaxie*
contre cette épidémie d'autant plus redoutable qu'elle se
répand, depuis le perfectionnement et l'accélération des
relations entre les peuples, avec une rapidité foudroyante.

L'expansion de l'est à l'ouest que l'on notait déjà alors
qu'elle avait nom *lac* ou *horion*, ou *ladendo*, ou *influenza*
n'est plus un de ses caractères dominants. Cette expansion
est maintenant en tous sens, suivant toutes les voies de communication et les moyens de transports les plus divers.

C'est donc une maladie aussi désastreuse que la guerre
qui peut surgir à tout propos, et contre laquelle on est
encore désarmé, dans l'ignorance où l'on est de l'existence
ou de la qualité de son agent spécifique.

Un traitement qui, par son action antisécrétrice assure la
bénignité des complications pulmonaires de la grippe —
quand elles se sont produites — qui, peut-être par son action
antiseptique ou vasoconstrictive empêche leur apparition,
est un agent thérapeutique précieux. Et c'est ainsi que la
méthode Lo Monaco possède contre la grippe non seulement une *valeur curative* remarquable, mais est encore un
instrument de prophylaxie de premier ordre contre cette
désastreuse épidémie.

La connaissance de ces principes eût certainement évité
bien des pertes nombreuses et irréparables dont les pays
atteints par la récente épidémie sont encore endeuillés, et
il y a tout lieu d'espérer que l'on aura recours à ce traitement
au cas où la grippe ferait une nouvelle attaque.

La saccharisation et les Hémorrhagies superficielles

Nous avons vu plus haut que les beaux travaux de
Liotta et de Barba Morilly avaient déterminé nettement

le pouvoir hémostatique du saccharose, tout au moins en ce qui concerne les hémorrhagies capillaires qu'elles soient superficielles ou cavitaires. Une pareille action devait déterminer l'arrêt des hémorrhagies capillaires au niveau des divers organes où elles peuvent se produire, et c'est ainsi que dans les *hémoplysies*, l'action du saccharose en injection, à haute dose fut toujours mise favorablement à profit.

Cette action est presqu'instantanée, dès le lendemain de l'accident, les crachats sont à peine encore hémoptoïques ; et reprennent très peu de temps après leur aspect habituel. Nous avons expliqué le mécanisme de cette action. Nous aurons l'occasion d'en citer plusieurs observations dans le cours de notre travail. Nous ne nous attarderons donc pas à sa description, mais bien au résultat décisif et précieux qui est *l'arrêt des hémoplysies* sous l'action des injections de saccharose à haute dose.

Moins connue est la même action hémostatique du saccharose sur les *métrorrhagies*.

Elle nous a été affirmée par Lo Monaco lui-même et nous croyons savoir que Consentino dans un travail important sur « Les Hydrates de Carbone dans les Hémorrhagies, 1916 », en cite quelques cas indiscutables.

Nous avons eu l'occasion d'en constater les effets accidentellement chez une de nos malades, soumise à la saccharisation pour une bronchite suspecte du sommet droit.

OBSERVATION IX.

Mme S..., d'Antony (Seine) est mère de plusieurs enfants ; elle n'a jamais présenté d'accidents utérins ni annexiels, et le surmenage, la fatigue lui ont amené des lésions assez importantes du sommet droit avec accidents congestifs.

Soumise au traitement saccharosé depuis plusieurs semaines, qu'elle suit chez elle, venant seulement tous les huit
jours à notre Clinique en faire contrôler les résultats ; elle en
a ressenti déjà une amélioration sensible. Si bien que pour
ne pas interrompre sa cure de saccharisation, elle la continua
malgré l'apparition de ses menstrues. L'effet de cette impru-
dence ne se fit pas attendre. Dès le lendemain, l'écoulement
sanglant s'arrêtait ; il ne reparût qu'après plusieurs jours,
lorsqu'à une visite suivante la malade nous eût fait part du
phénomène et qu'elle eût cessé les injections. Aussitôt les
menstrues reprirent leur cours et ne finirent qu'après le
nombre de jours qui leur était habituel.

L'action est aussi décisive dans les cas de *métrite hémorrhagique* où un de nos confrères a obtenu des succès élo-
quents au moyen d'injections intraveineuses quotidiennes
de 10 cmc. de la solution Lo Monaco.

On cite encore plusieurs cas d'*hématuries* traitées avec
succès par ce moyen, et nous avons, pour notre part,
obtenu un résultat très net d'arrêt de l'hématurie chez un
un vieillard prostatique.

OBSERVATION X

M. D... Charles, 67 ans, confiseur, est atteint d'une hy-
pertrophie ancienne de la prostate qui lui occasionne une
rétention intermittente des urines. Il vient nous consulter en
janvier dernier pour une *Bronchite chronique* avec quintes de
toux qui le fatigue extrêmement, et lui est d'autant plus pénible que les efforts qu'il fait retentissent douloureusement
sur sa vessie ; il nous signale son infirmité prostatique et les
hématuries assez fréquentes qu'elle lui occasionne et qui
expliquent, nous dit-il, la lividité habituelle de son teint.

Nous soumettons M. D... au traitement des injections de

saccharose qu'il supporte parfaitement. Après quelques jours de saccharisation, à la dose de 10 gr. par jour pendant 5 jours, puis de 5 gr. ensuite, les symptômes de bronchite s'atténuent, les forces reprennent.

Depuis cette époque, la rétention des urines a persisté, mais les hématuries qui survenaient à peu près régulièrement tous les dix jours, ne se sont plus présentées. Le malade est soumis depuis quelque temps à un traitement urinaire sous la surveillance d'un médecin spécialiste réputé ; il semble que l'amélioration des symptômes de rétention pourra suivre celle des symptômes bronchiques.

En tout cas, l'arrêt des hématuries sous l'action des injections de saccharose est un fait qui ne laisse pas d'être intéressant, et qui serait à mettre sur le compte de l'action vaso-constrictive et hémostatique du traitement.

La saccharisation et les bronchites fétides.

Il n'est guère facile d'isoler le *pouvoir antiseptique* du saccharose dans son action sur des syndrômes pathologiques divers où il ne fait que renforcer soit le pouvoir antisécréteur, soit le pouvoir hémostatique déjà décrits.

Nous voudrions cependant montrer cette action antiseptique dans certains cas d'expectoration fétide ou purulente où elle semble supérieure à celle des balsamiques ordinairement employés, sans grand succès d'ailleurs.

OBSERVATION XII

Depuis 10 ans environ, M. Gaston G..., 41 ans, est atteint de bronchite chronique, avec hémoptysies pendant les trois premières années de sa maladie. Il y a 7 ans environ, un matin il fut pris brusquement d'une quinte de toux qui se termina par le rejet d'une certaine quantité d'un liquide purulent, peu épais, et depuis lors ces sortes de vomiques se sont renouvelées presque chaque jour.

Il a subi depuis cette époque les divers traitements classiques des pleurésies purulentes ou des dilatations bronchiques : injections intrachéales d'huile goménolée, capsules de créosote, etc., le tout sans autre résultat qu'une dyspepsie grave qui ajouta pendant longtemps les vomissements aux vomiques.

C'est en cet état qu'il vient nous consulter à la Clinique en septembre 1918, nous demandant d'améliorer son sort misérable, de le faire même opérer chirurgicalement s'il y a lieu ; il s'en remet à nous.

A l'auscultation, nous trouvons à la base droite des traces d'une pleurésie ancienne, mais aussi des signes nombreux de dilatation bronchique avec quelques râles humides disséminés sur toute la hauteur du poumon.

L'haleine est fétide, la langue saburrale, l'état général bon. Pas de poussées thermiques, pouls à 76.

L'examen radioscopique, plusieurs fois renouvellé nous montre avant la vomique plusieurs poches pulmonaires pleines d'un liquide peu perméable aux Rayons X, et après le rejet des sécrétions purulentes les poches, une surtout, en arrière et à droite, dégonflées, ratatinées.

Nous pensons à confier le malade à un chirurgien, qui drainerait au dehors, avec toutes les précautions nécessaires en pareil cas, les cavités à pus ; un rétrécissement mitral marqué, ainsi qu'une aorte dilatée à la crosse, nous obligent à renoncer à l'intervention chirurgicale.

Nous apprenons alors qu'un traitement au Salvarsan a été tenté il y a quelques mois sans succès. Nous employons donc dès l'abord, sans hésiter, la méthode Lo Monaco. Le pouvoir antisécréteur du saccharose, ses propriétés antiseptiques pourront s'exercer pleinement sur un pareil cas pathologique et le traitement est commencé le 20 septembre 1918.

Tout d'abord injections intramusculaires de 10 cmc. pendant 15 jours, puis 5 cmc. par la suite.

Bientôt l'expectoration devient moins fétide, puis plus claire, et diminue à la troisième semaine. Peu à peu cette vomique ne s'est plus reproduite que tous les deux jours, puis les quintes se sont espacées et à la vomique a fait suite une expectoration muco purulente plus rare.

Actuellement après plusieurs mois de saccharisation et sans autre adjuvant que des prises de phytine arséniée et des exercices de gymnastique respiratoire, prudemment dosés, l'expectoration est sans odeur, peu abondante, facile. La maladie, qui faisait de notre client un sujet de dégoût pour lui-même, est en bonne voie de guérison et nous avons des raisons de penser que dans peu de semaines celle-ci sera obtenue.

Médication antisécrétrice, antiseptique, et, nous l'avons vu, désodorisante, avec, sur les autres traitements, l'avantage de n'avoir porté nulle atteinte fâcheuse à l'estomac. Telle est la saccharisation dans ses applications sur la *Broncheclasie avec expectoration fétide.*

La saccharisation et les maladies génito-urinaires.

Le même succès serait obtenu, paraît-il, dans bien d'autres cas pathologiques, qui se caractérisent par la présence de pus, de sécrétions purulentes. Nous savons notamment que ces sujets intéressants sont l'objet de patientes recherches de la part du *Docteur* GALLIOT, le distingué médecin de l'Hôpital Rotschild, qui aurait déjà obtenu les résultats les plus favorables dans le traitement des *cystites, uréthrites, métrites* et infections annexielles, au moyen d'une saccharisation soutenue et exclusive.

Il y a là évidemment, en médecine génito-urinaire, une expérimentation rigoureuse à poursuivre et la possibilité d'aboutir à un traitement rationnel et précis, qui prendrait la place

des médications spéciales actuelles qui s'avèrent sans efficacité bien nette.

Telles sont les applications cliniques de la méthode Lo
Monaco. Elle vise à arrêter les sécrétions anormales, les
hémorrhagies capillaires, les intoxications, et ce sont là,
nous le savons, des symptômes communs à bien des maladies. C'est dire le secours qu'apporte la méthode dans la
thérapeutique courante, et surtout dans la thérapeutique
symptomatique pulmonaire. Il n'est dès lors pas étrange
qu'elle ait sa place marquée parmi les médications bienfai-
santes des diathèses, et qu'on ait envisagé sa valeur particulière dans le traitement des manifestations variées de la
tuberculose.

CHAPITRE IV

LA MÉTHODE LO MONACO

ET LA TUBERCULOSE

Lorsque Lo Monaco, après dix années d'expérimentations diverses, se fut convaincu de la puissance certaine du saccharose injecté en solutions concentrées et à haute dose, il se trouva avoir découvert, pour ainsi dire, un médicament nouveau à propriétés définies, à actions déterminées sur l'organisme humain, et dont l'efficacité était établie déjà par de nombreux et remarquables travaux sur une série de manifestations pathologiques différentes.

Par le moyen d'une saccharisation intense et inoffensive, il tarissait les sécrétions anormales, il arrêtait les hémorrhagies capillaires, désinfectait les tissus et désintoxiquait les organismes. Les bronchites, les pleurésies, les pneumonies, toutes les manifestations d'une congestion péribronchique, périalvéolaire, et en général toute vasodilatation, survenue par une cause quelconque, des capillaires qui forment autour des séreuses et des muqueuses un réseau inextricable, subissaient de par cette saccharisation par voie endoveineuse ou intramusculaire, un effet énergique et favorable. Il était évident qu'une médication aussi puissamment nette devait être une arme dont il fallait essayer le pouvoir sur les terribles diathèses, qui sont pour l'humanité des fléaux devant lesquels l'homme est presque impuissant : la *Tuberculose* n'est pas seulement la plus fréquente et la plus meurtrières de ces grandes maladies qui ruinent l'Humanité, elle est la plus variée dans ses manifestations symptêmatiques, et la plus rebelle aux traitements connus jusqu'ici.

Il semble, comme le dit éloquemment le *Professeur* CASTAIGNE, que, du moins dans les grandes villes où la contagion est partout, une lutte incessante soit engagée entre l'homme et la tuberculose qui le guette, n'attendant qu'une occasion favorable pour en faire sa victime. Des statistiques récentes n'ont-elles pas montré que, ainsi que nous le répétons à dessein, dans les villes, les autopsies hospitalières révèlent les traces plus ou moins minimes de tuberculose dans 90 ou même 980 /0 des cas. Heureusement que, chez bon nombre d'individus, les lésions sont vite étouffées, et que ces sujets, bien qu'ayant subi l'imprégnation tuberculeuse, ne deviennent jamais de véritables tuberculeux et ne se doutent même pas de l'existence des lésions qu'ils présentent.

Ainsi, et souvent à l'insu des malades eux-mêmes, le bacille tuberculeux a été vaincu, vaincu par un organisme résistant et tenace dans ses résistances ; ce sont ces réactions victorieuses de l'organisme en présence du bacille de Koch qui constituent, en l'état actuel de la science, le seul mode de guérison connu.

Et Lo Monaco considérait l'inanité des médications actuelles ; il voyait d'autre part l'accroissement formidable du nombre des tuberculeux en Italie, comme en France, dû sans doute aux fatigues, aux chagrins, aux privations que les peuples en guerre subissaient ; et il venait de découvrir une méthode qui entraverait la consomption en empêchant les sueurs, l'expectoration, qui désintoxiquerait les organismes empoisonnés par le bacille, qui relèverait les forces déficiantes et mettrait les malades en état de plus grande résistance, et dresserait les organismes régénérés et forts devant le bacille envahisseur.

Théoriquement, ses déductions étaient logiques, les résultats symptômatiques invariablement sûrs ; il confia à son élève, le *Docteur* Luccherini, le soin de vérifier ses conceptions de savant ; si la clinique corroborait les expériences antérieures du laboratoire, un grand pas serait fait dans la marche contre la tuberculose, des existences par centaines de mille pourrait être sauvées chaque année, et l'Humanité assainie courrait au devant des grandioses destinées qui sont le rêve éternel des philanthropes, savants ou politiciens.

Donc le *Docteur* Thomasso Luccherini commença dès le mois de juillet 1917, la série de ses expérimentations à l'hôpital militaire de Montebelluna, dans le service de tuberculeux pulmonaires dont il avait la charge. Il continua pendant des mois à observer scrupuleusement ses malades traités presqu'exclusivement par la méthode de son maître Lo Monaco, à en noter journellement les réactions au traitement, et il eut le plaisir de constater à son départ de l'hôpital, que beaucoup de ses soldats phtisiques avaient bénéficié d'une amélioration sensible dans l'allure clinique de la maladie, et que quelques-uns mêmes avaient obtenu une guérison définitive.

Les conclusions favorables, qu'il exposa dans un ouvrage remarquable de conscience et d'érudition, et que nous avons déjà mentionnées, étaient suffisantes pour que la méthode fut

signalée au monde savant, comme un traitement à appliquer
dans tous les cas de tuberculose pulmonaire, et c'est ce qui
fit l'objet de la communication mémorable du professeur
Lo Monaco à l'Académie des Sciences, au mois de mai 1918.

Cependant les expérimentations étaient poursuivies dans
ce sens en Italie, où paraissait notamment un travail de
haute valeur du *Docteur* GALEA FRANCESCO, ainsi que d'autres publications enthousiastes du *Docteur* BORUNI (d'Anti
gnano di Livorna), *Docteur* S. MARINO (de San Sepolero), du
Professeur BARBA MORIHY (de Rome), etc.

En Suisse, ou les médecins de Davos, de Mositana, de
Zurich, notamment le *Docteur* V. DE SINGLA, obtenaient
des résultats remarquables.

En Argentine, où le *Professeur* ALEXANDRE RAIMONDI
directeur et médecin-chef de l'hôpital Tornu, le plus grand
hôpital antituberculeux de Buenos-Ayres, signalait dans ses
services les meilleurs effets du traitement Lo Monaco.

En France, enfin, où une pléiade de médecins expérimentés et audacieux bravaient les foudres officielles et
osaient signaler à l'attention du Corps médical et des malades les heureuses conséquences de la saccharisation sur la
tuberculose.

Loin de nous, qui avons été un des premiers expérimentateurs français, séduit surtout au début par l'inocuité
absolue de cette méthode nouvelle, la pensée d'en faire une
médication spécifique de la tuberculose, pas plus que de laisser supposer que nous avons en mains une panacée universelle.

La méthode Lo Monaco est ce qu'elle est, mais ce qu'elle
est bien, nettement, indiscutablement, une médication
tonique, symptomatique, supérieure à ce que nous connaissions jusqu'alors dans la lutte contre la tuberculose.

Bien de ses détracteurs du début ont été obligés d'en

convenir et lorsque le flot des observations favorables, des
articles élogieux les y eût amenés de force, les deux journaux médicaux les plus importants de France durent, l'un,
et malgré les réticences multiples dont il entourait son aveu,
déclarer que la méthode Lo Monaco était un « *bon traitement symptomatique* », 3 août 1918 ; l'autre solliciter du professeur Lo Monaco lui-même, une interview au sujet de sa
découverte, 5 décembre 1918.

Ce sont là évidemment de petites satisfactions d'amour-
propre, qui ne laissent pas d'être agréables à ceux qui,
comme nous, ont combattu dès la première heure l'hostilité
des chapelles médicales officielles contre un traitement dont
nous avions déjà observé, reconnu les bons effets sur nos
malades.

Ces affirmations, ces agissements ne sauraient cependant
avoir aux yeux des médecins praticiens pour l'édification
desquels nous avons composé cet ouvrage, qu'un intérêt
secondaire ; il y a beau temps qu'ils sont désabusés des
articles hâtifs de notre journalistique médicale, autant d'ailleurs que des sentences magistrales qui tombent périodi-
quement des cathèdres de nos écoles. Ce sont des faits, des
observations cliniques qui entraîneront leur conviction, et
nous voulons les convaincre de la valeur de la saccharisation et les amener à l'utiliser dans le traitement de leurs
tuberculeux.

Ce sont donc des observations exactes, notées scrupuleusement, que nous leur présenterons au fur et à mesure que
nous déroulerons à leurs regards les divers aspects morbides
que prend la tuberculose pour se manifester, et que nous
formerons en deux groupes principaux qu'il nous a été particulièrement donné d'étudier.

1° La tuberculose pulmonaire.

2° La tuberculose méningée.

1. — *La méthode Lo Monaco et la Tuberculose pulmonaire.*

OBSERVATION XIII

Mlle Marie S..., 29 ans, rue des Ecoles, est brusquement prise le 21 septembre 1918 d'un frisson avec point de côté et température à 40°2.

Depuis quelques jours déjà elle ressentait une courbature vague avec toux légère, inappétence et petites poussées de température.

Quand nous la visitons le 22, nous notons une dyspnée assez considérable ; la toux est quinteuse, l'expectoration rare et sans coloration nette.

A l'auscultation ; matité à la base droite avec exagération des vibrations vocales, léger souffle, râles sous crépitants fins. Les deux sommets présentent des signes de congestion légère. Nous faisons le diagnostic de *Pneumonie* de la base droite.

Cependant au 5e jour la température restait aux environs de 39-39°5. L'état général demeurait inquiétant sans que l'expectoration changeât d'aspect, ni devint franchement rouillée. Le pouls est rapide, il existe des transpirations abondantes, l'amaigrissement fait des progrès rapides.

Dès le premier jour nous avions institué un traitement énergique : injections d'électrargol 5 cmc. chaque jour, potions toniques, ventouses scarifiées à la base droite, etc.

Cependant au 8e jour, la température demeurait élevée, la toux devenait un peu moins fréquente, l'expectoration plus abondante et muco purulente. L'asthénie très marquée et les sueurs plus abondantes encore, quelques râles humides de plus en plus gros apparaissent dans toute la hauteur du poumon droit, le souffle disparaît et est remplacé par un véritable gargouillement. Nous faisons analyser les crachats : ils fourmillent de *Bacilles de Koch.*

L'allure nouvelle de la maladie, nous montre notre première erreur. Il s'agit bien plutôt d'une *Tuberculose à forme pneumonique,* et en effet nous assistons pendant quelques jours à une véritable fonte caséeuse, et notre pronostic devient très sombre.

Cependant en présence de cette activité du mal, et considérant que le traitement classique ne donnait que peu de chance de sauver notre malade, puisque MM. BEZANÇON et LEREBOULLET ont à peine signalé quelques rares cas de guérison dans ces formes de la tuberculose, nous commençons dès le soir du 8e jour à injecter du saccharose. Nous faisons une première injection de 5 gr. que nous continuons chaque jour pendant 4 jours, sans qu'à dire vrai, nous puissions noter grand changement dans les signes cliniques

Au 12e jour nous faisons le matin une injection intraveineuse de 5 gr. de saccharose, que nous renouvelons le soir. Dès le lendemain soir nous enregistrons une diminution très nette des transpirations puis l'expectoration aussi abondante les 2 jours suivants, devient plus claire, plus facile. Les râles s'affinent et se localisent bientôt à la base droite.

Au 20e jour, l'expectoration était devenue rare, l'examen des crachats était positif ; mais l'amaigrissement avait fait place à une légère reprise de l'embonpoint, les sueurs avaient disparu, les forces revenaient avec l'appétit, et la malade au 25e jour entrait en convalescence.

Depuis lors, nous avons revu plusieurs fois la malade le dernier examen des crachats a été négatif, l'inoculation au cobaye a été cependant positive. Au point de vue antibacillaire tout n'est donc pas fini, mais, si la radiographie montre des lésions médiastinales anciennes, elles sont tout à fait éteintes. Pas un signe congestif ni à droite ni à gauche. L'expectoration est nulle, l'existence normale a été reprise après un séjour de un mois dans le Midi.

Cependant nous devons dire que le traitement Lo Monaco

a été continué pendant 2 mois environ. Au 31° jour en effet, nous avions pensé pouvoir cesser le traitement qui ne consistait plus à cette époque qu'en une injection quotidienne de Saccharosyl. L'apparition d'un frisson nouveau, et la reprise de la toux, nous fit dès le 3e jour après, revenir aux injections de saccharose.

Il semble donc bien que dans le cas actuel de tuberculose aiguë à forme pneumonique, la guérison soit dûe à peu près exclusivement à la saccharisation intense. La preuve en est que dès la cessation prématurée du traitement, il se produit une menace de rechute qui cède à une nouvelle application de la méthode Lo Monaco.

OBSERVATION XIV.

Le 8 janvier 1919, nous recevons à notre Clinique la visite de M. M..., architecte, 26 ans, réformé n° 2. Il nous raconte que depuis plusieurs années, il est atteint de tuberculose pulmonaire. Il a cependant été versé pendant la guerre au 1er régiment du génie, a fait campagne pendant plusieurs mois ; puis, à la suite d'accidents pulmonaires graves, a dû être réformé. Depuis 2 ans, il vit assez bien quand il est à Paris, mais aussitôt les beaux jours venus, lorsque ses parents qui y ont une propriété estivale l'emmènent à B..., jolie localité des bords de la Marne, il est pris d'hémoptysies abondantes qui le laissent épuisé pendant de longs mois.

Il vient nous consulter cet hiver pour que nous le remettions sur pied et conseillions aussi à ses parents de ne plus l'envoyer à B...

A l'examen direct, nous notons des lésions pulmonaires graves, avec quelques points congestifs aux sommets. L'amaigrissement est considérable, la toux intense ; l'expectoration est moyenne mais contient des bacilles. Dès le 10° jour de

traitement, consistant en injections intramusculaires quotidiennes de 5 gr. de saccharsoyl, l'expectoration s'atténue, la
toux diminue ; l'appétit s'améliore légèrement, et cependant le malade reste sans énergie, se plaint d'être toujours fatigué, et ne désire nullement sortir de sa chambre sauf pour
venir à notre traitement quotidien.

Brusquement le 23 janvier, nous sommes appelés d'urgence
par sa famille, auprès de notre malade qui venait de faire
d'abondantes hémoptysies la nuit précédente.

A l'auscultation nous trouvons à la partie moyenne du poumon droit un véritable bloc de pneumonie avec tout autour
une sorte de ronflement de râles humides ; les sueurs ont
repris abondantes, l'expectoration est purulente. Malgré
un traitement héroïque, la mort survenait en 48 heures.

Ainsi donc, il s'agissait ici encore d'une *Tuberculose à
forme pneumonique*, la pneumonie caséeuse survenant brusquement au cours d'une tuberculose ancienne, à poussées
intermittentes. Le jeune homme était allé faire une prome-
nade au Bois de Vincennes, il en était revenu avec un point
de côté qui s'était traduit par les hémoptysies de la nuit.
Vraisemblablement les hémoptysies précédentes avaient dû
connaître la même cause occasionnelle, le coup de vent, le
refroidissement. D'autre part, il nous fut donné après sa
mort d'apprendre que notre malade commettait des im-
prudences dangereuses en se livrant quotidiennement à
un surmenage génésique effréné. Il est bien évident que
notre médication, pas plus qu'aucune autre d'ailleurs, ne
pouvait venir à bout d'un épuisement qui avait chaque
jour des raisons nouvelles de s'accentuer, et cet insuccès ne
saurait être imputé à la méthode Lo Monaco.

OBSERVATION XV.

En septembre 1918, se présente à notre Clinique une

jeune fille Mlle Marguerite B..., 27 ans, qui vient de Nantes se soumettre à notre traitement, parce qu'à l'occasion d'une grippe récente elle a été atteinte d'une pleurésie grave du côté droit. Depuis lors, elle avait considérablement maigri, ressentait une douleur persistante du côté qui avait été malade, et avait des transpirations abondantes la nuit. L'expectoration était muco purulente et copieuse, l'asthénie très marquée, et tous ces symptômes lui avait fait admettre qu'elle était tuberculeuse et qu'elle ne pouvait plus guérir.

Au demeurant sa mère était atteinte depuis 18 mois d'une tuberculose du genou qui la tenait alitée. Elle-même se savait délicate depuis longtemps, ayant eu à 12 ans une chorée qui l'avait tenue une année au lit, et ayant subi par la suite plusieurs atteintes de rhumatismes articulaires.

A l'auscultation, nous entendons surtout un formidable bruit de forge, signe indiscutable d'une insuffisance mitrale marquée. D'autre part, nous trouvons un sommet droit congestionné, et percevons des craquements nets avec lésions importantes à la partie moyenne. Pleurite à la base droite.

L'analyse des crachats donne un résultat positif.

Nous instituons dès le premier jour le traitement par injections quotidiennes de 5 gr. de saccharose en solution. Après 25 jours, les forces étaient revenues avec l'appétit cependant que l'expectoration était devenue claire et rare, et que les transpirations avaient cessé tout à fait. Le 20 octobre, c'est à dire après 6 semaines de traitement environ, le poids avait augmenté de 2 kg. 500 ; le sommet droit était décongestionné, les lésions éteintes, et après deux mois et demi de traitement, la malade pouvait repartir en bon état. Depuis lors, l'amélioration n'a pas cessé de se manifester, et le malade se soumet encore pour parachever sa guérison à des injections intermittentes de saccharose.

L'analyse des crachats faite récemment n'a révélé aucun

bacille. L'état général est excellent, et semble devoir demeurer tel, tant que son insuffisance mitrale, formidable cependant, sera aussi bien compensée. N'oublions pas à ce sujet que Consentino à révélé l'action favorable de la saccharisation sur les cardiopathies, et ceci expliquerait la compensation très remarquable dont bénéficie notre jeune cardiaque.

OBSERVATION XV.

Mme Céline J..., 29 ans, rue de Nazareth, nous est amenée à la clinique pour tuberculose pulmonaire ancienne et état général déplorable.

Antécédents héréditaires : mère morte de bacillose pulmonaire, alors qu'elle même était en bas âge.

Antécédents personnels : enfance délicate, malheureuse, développement défectueux. Règles tardives, mauvaise denture, infantilisme.

A la suite de rhumes fréquents, Céline J.. doit faire au Sanatorium de Champrosay un séjour de 10 mois en 1906.

Elle se marie, subit en 1907 une appendicectomie, et en 1908 est atteinte de Σ conjugale, après avoir mis au monde une enfant chétive qui meurt au 2e mois.

Depuis cette époque, rhumes fréquents, voyages en Roumanie et en Allemagne, privations et chagrins l'amènent à un état d'asthénie avoisinant la cachexie.

A l'examen direct : nous constatons une congestion nette des sommets, avec craquements à droite, la plèvre de ce côté est épaissie et nous notons des signes actuels de *pleurésie avec léger épanchement*. La toux est continuelle, l'expectoration peu abondante l'appétit nul, les nuits sans sommeil, l'amaigrissement très marqué 38 kg. 600.

Dès le 10 septembre nous commençons le traitement par injections de saccharose à 5 gr. par jour. Au 26 octobre, l'aug-

— 91 —

mentation de poids est déjà de 1 kg. 100, l'appétit s'est rétabli avec les forces. L'épanchement pleural a disparu et les signes de pleurésie ont rétrocédé au point qu'il ne reste plus que quelques traces d'une pleurite ancienne. La toux a cessé également. L'état général et moral sont excellents. L'examen des crachats a été négatif.

Actuellement, mars 1919, Mme Céline J... a pu se faire une situation honorable, elle a conservé la bonne santé qu'elle avait acquise à la suite de son traitement, et exerce sa profession fatigante d'infirmière sans en éprouver ni lassitude particulière ni nouvel affaiblissement pulmonaire. Mme Céline J... peut être considérée comme une bacillaire guérie, et guérie grâce à une saccharisation tenace et courageusement acceptée.

OBSERVATION XVI.

M. P... Marc, 34 ans, perçeur sur métaux demeurant à Pantin (Seine) nous est adressé à la Clinique de Saint-Sulpice dans les premiers jours du mois de mars 1919. Il ressentait, disait-il, une oppression continuelle, avec expectoration abondante le matin, transpirations nocturnes déprimantes, amaigrissement marqué.

Or, après une bronchite légère à l'âge de 16 ans, il avait fait brusquement en juin 1917, une série d'hémoptysies abondantes qui l'avaient beaucoup effrayé; l'année suivante à la même époque, nouvelles, hémoptysies au nombre de 5 en 5 jours, suivies d'une faiblesse générale qui persistait actuellement.

Pas d'antécédents héréditaires.

Pas d'antécédents collatéraux.

A l'examen direct, nous constatons une congestion marquée du sommet droit, avec lésions médiastinales et pleurite à la base. Le poumon gauche est dilaté à la base, le sommet semble normal.

L'examen radiologique confirme notre diagnostic de *Tuberculose pulmonaire* avec dilatations bronchiques.

L'examen des crachats est positif.

Nous instituons un traitement, qui consistait en révulsions locales quotidiennes du thorax, particulièrement au côté droit, douloureux, à cause de la pleurite sous jacente. Nous ordonnons des injections quotidiennes de 5 cmc. d'*Aflegmatol Lo Monaco* et quelques prises de calomel pour décongestionner le foie légèrement hypertrophié.

Dès le 29 mars, M. P... revient à la clinique avec un embonpoint superbe ; il nous annonce que ses forces sont revenues, que les crachats sont réduits à un ou deux le matin, que les transpirations ont disparu. Il a un appétit féroce, des nuits tranquilles, et est si heureux de cette amélioration rapide qu'il déclare non seulement s'être conformé exactement à nos prescriptions, mais encore avoir cessé de fumer pour marquer sa volonté bien nette de guérir.

L'examen direct, nous montre les poumons décongestionnés, sans le moindre râle, pas de flottements pleuraux à droite, pas de point de côté, à peine un léger souffle au niveau, des lésions observées. L'amélioration est importante la guérison suivra sous peu.

Analyse des crachats : quelques rares bacilles.

Analyse des urines : pas de glycosurie, pas de phosphates.

A l'heure actuelle (fin avril) l'amélioration se poursuit.

Ainsi, au bout de très peu de temps, une saccharisation raisonnablement conduite, et soutenue par une diététique et une hygiène rationnelles, apporte une amélioration sans exemple avec tout autre traitement. Un tempérament ainsi régénéré, servi par un moral excellent, est dans les conditions les plus favorables pour venir à bout de l'infection tuberculeuse, et l'on peut tenir pour assuré que la guérison définitive sera chez notre malade la conséquence prochaine du traitement par la méthode Lo Monaco.

M. J..., 50 ans, comptable, est atteint depuis l'âge de 18 ans d'un mal de Pott non traité, qui indique une hérédité suspecte.

Cependant il déclare ne se connaître aucun antécédent héréditaire ou collatéral.

A 20 ans, M. J... qui eût une jeunesse laborieuse, qui subit peut être des privations avec un travail démesuré, ressentit les premières atteintes d'une affection pulmonaire qui fut rapidement diagnostiquée comme bacillaire. Depuis cette époque malgré des traitements divers, et grâce aussi à une énergie peu commune et à une force de caractère remarquable M. J... s'est efforcé au travail malgré des périodes d'hémoptysies violentes, de congestions pulmonaires graves, etc.

A son arrivée à notre Clinique en octobre 1918, nous avons constaté des lésions congestives des sommets, avec dilatation bronchique ; sueurs nocturnes, expectoration abondante, asthénie.

Nous commençons un traitement par injections quotidiennes de 5 gr. de saccharosyl, puis plus tard d'Aflegmatol.

Une amélioration sensible se manifestait, lorsque en décembre M. J... fut terrassé par la terrible épidémie de grippe, congestion pulmonaire des deux côtés avec foyer pneumonique dans la région moyenne du poumon droit, manifesto surtout en arrière. Crachats hémoptoïques. Les injections de saccharose sont continuées, et au bout de quelques semaines M. J... pouvait reprendre le chemin de notre clinique.

Cependant cette atteinte pneumonique avait laissé au niveau du 6e espace intercostal droit un foyer de ramollissement très marqué. Les sueurs étaient revenues, l'asthénie, l'inapétence ainsi qu'une expectoration de mauvaise apparence inquiétaient notre malade.

Une radioscopie des poumons, montra nettement les lésions des sommets, du médiastin, et de la région interlobaire droite, avec une dilatation des bases, dûe à l'usure des fibres élastiques d'un poumon surmené par 30 ans de bronchite chronique.

Quoi qu'il en soit, le traitement par la saccharisation intense a été salutaire. Actuellement M. J... ne conserve plus qu'une gêne légère à la respiration, qui tient au mauvais état antérieur de son tissu pulmonaire.

Mais il ne lui reste ni expectoration d'aucune sorte, ni transpirations, ni faiblesse générale. Et M. J... est à ce point satisfait de ses progrès qu'il continue à l'heure actuelle une cure d'entretien consistant en une injection de 5 cmc. d'Aflegmatol tous les 2 ou 3 jours.

Ainsi donc, une *Bronchite chronique* avec bronchectasie et accidents de ramollissement et d'hémoptysies, ancienne de plus de vingt ans, a pu être améliorée au point de permettre au malade une vie normale.

Nous ferons suivre cette observation de celle de Mme J... sa femme, qui est un bel exemple de contagion bacillaire familiale.

OBSERVATION XVIII.

A la suite des fatigues occasionnées par la pneumonie grippale de son mari, Mme J..., de santé habituellement excellente, 36 ans sans antécédents, fit brusquement une hémoptysie d'abondance.

A l'auscultation on trouvait un foyer de ramollissement à la partie supérieure du poumon droit, craquements, expectoration abondante, transpirations. Nous pratiquons des injections de saccharose à 5 gr. par jour. Arrêt des hémoptysies presqu'immédiatement, qui n'ont plus reparu. L'expectoration et les sueurs ont complètement disparu après quelques semaines.

L'auscultation ne révèle plus le moindre signe de fatigue pulmonaire, sauf une lésion éteinte au niveau du foyer de ramollissement. L'état général est excellent. L'examen des crachats est négatif.

OBSERVATION XIX.

Autre exemple de *Bronchite chronique* avec foyer pulmonaire à éveils intermittents, cliniquement guérie après deux mois de traitement saccharisé.

J. Le B..., 42 ans, est un ancien soldat bravement blessé à l'ennemi, qui, à la suite des fatigues de la campagne, a été en 1917 atteint de bronchite avec hémoptysies et réformé n° 2. C'est encore un homme courageux, malade docile, confiant en son médecin traitant, ce qui est, à n'en pas douter, pour moitié dans la guérison.

Ayant suivi sans succès une série de traitements divers, Le B... vient à notre Clinique ; il est amaigri, hâve, sans forces et peut à peine monter son escalier en rentrant chez lui. Pas d'appétit, transpirations nocturnes abondantes, toux tenace et expectoration copieuse.

A l'examen stéthoscopique, nous constatons des lésions cavitaires des sommets, surtout importantes à droite, le pouls est rapide, la température élevée.

L'examen radioscopique confirme les données de l'auscultation : *Tuberculose pulmonaire* en voie d'évolution.

En deux mois les progrès de la maladie non seulement étaient enrayés mais encore les symptômes locaux et généraux étaient parfaitement améliorés. A son arrivée à notre consultation Le B... souffrait d'une *dyspepsie* médicamenteuse qui lui occasionnait des vomissements à la moindre

quinte de toux. Elle disparut dès que l'on cessa de fati-
guer l'estomac par l'ingestion de drogues, et que la toux fut
devenue inutile par suite de l'arrêt de la sécrétion bronchique.

Dès lors, avec un estomac reposé, l'appétit est revenu, et
cet homme épuisé il y a quelques semaines, est actuellement capable de fournir un travail de nuit continu, ce qu'il
fait, mais qui ne lui a certainement pas été conseillé par
nous. Ses poumons sont cicatrisés, les foyers éteints. Ici
encore l'organisme a eu le dessus d ns la lutte contre le
bacille.

II. — *La Méthode Lo Monaco et la Tuberculose méningée*

Nous aurions pu multiplier les observations de tuberculose pulmonaire traitée avec succès par la saccharisation.
Nous passerons bien plutôt à l'étude de son action sur les
méningites tuberculeuses. Ce fut donc sur deux cas de
méningite tuberculeuse que nous fîmes nos premiers essais
de la méthode Lo Monaco. En voici les Observations :

OBSERVATION XX.

Nous sommes appelés le 25 mai 1918 à Choisy-le-Roi auprès
de Mlle Renée G..., 12 ans et demi, qui se plaint de douleurs
de tête violentes avec vomissements. Elle est déjà souffrante
depuis quelques jours : courbature, fatigue générale, constipation avec douleurs abdominales, manque d'appétit et
insomnies.

Antécédents héréditaires : père bronchiteux chronique, pas d'antécédents spécifiques.

Antécédents collatéraux : sœur à sommet droit suspect, qui fera deux mois plus tard une poussée de bronchite aiguë avec accidents.

A l'examen direct, nous trouvons une enfant prostrée, couchée en chien de fusil ; raideur de la nuque, photophobie, signe de Kernig, présence de la raie méningitique tout concours à nous faire poser le diagnotic de méningite. La température ne dépasse pas 38°7, le pouls est fréquent et dur ; langue saburrale, constriction des mâchoires, inégalité pupillaire avec mydriase marquée à droite.

Nous pratiquons dès le lendemain une ponction lombaire qui nous donne un liquide clair, qui sourd avec violence, et dont nous recueillons 30 cmc. environ. Une partie en est envoyée immédiatement au *Laboratoire d'Hygiène de la Ville de Paris* pour examen, il nous est fait au bout de quelques jours le compte-rendu suivant sous le n° 20.682.

« Le liquide céphalo rachidien apporté au Laboratoire et provenant de Mlle G... a montré à l'examen chimique la présence d'*albumine en quantité notable*.

L'examen cytologique a donné les résultats suivants :

Lymphocytes......	82 °/₀	Nombre de leucocytes
Mononucléaires ...	6 °/₀	par mmc. = 75.
Polynucléaires....	2 °/₀	

Observations : nous n'avons pu déceler le bacille de Koch dans le culot de centrifugation ».

Nous ne pûmes pratiquer l'inoculation au cobaye mais la formule cytologique signalée plus haut, la présence d'albumine en proportions anormales, nous donnait tout lieu de penser à une *Méningite tuberculeuse*, survenue chez une enfant très intelligente, surmenée par un gavage intellectuel mal venu en pleine période de croissance.

Cependant nous instituons tout d'abord un traitement

d'épreuve antisyphilitique, à la seule vue du liquide de ponction. C'était là une tactique prudente puisque c'était la seule chance, pensions-nous de sauver la pauvre enfant.

Le peu de succès du traitement mercuriel, un Wassermann négatif, et le résultat de l'analyse du liquide céphalo rachidien que nous avons indiqué plus haut, nous imposaient le diagnostic de méningite tuberculeuse, malgré que la recherche du bacille de Koch ait été négative.

Nous connaissions l'opinion du *Professeur* MANFAN sur ce point délicat, où il dit que : le *diagnostic clinique de la méningite tuberculeuse est au moins aussi sûr que le diagnostic bactériologique*, et nous avions lu aussi dans la Clinique thérapeutique de G. LYON, les statistiques qu'il donne à ce sujet : Fuhrbringer constate la présence du B K 70 fois pour 100, Lenhartz 21 fois sur 46. Stadelmann dans 22 pour 100 des cas seulement, car le bacille de Koch est « *rare et difficile à découvrir* ».

Cependant paraissent les premiers articles d'un journaliste de talent sur la méthode Lo Monaco, et le pouvoir particulièrement antisécréteur du saccharose en injections.

Ce traitement ne pouvait être qu'inoffensif ; il devait parfaitement s'appliquer à un cas de sécrétion anormale des méninges comme celui qui nous occupait, et c'était là une occasion immédiate d'en vérifier le bien-fondé.

Dès le 30 mai, nous cessons tout autre traitement, pour faire exclusivement celui des injections de saccharose. Nous faisions préparer une solution de 5 gr. de saccharose pur, additionnée de quelques gouttes de cocaïne, puis plus tard de 1 centigr. d'atropine, pensant ainsi renforcer le pouvoir antisécréteur du sucre, et nous l'injectons en plein muscles fessiers.

Nous renouvelons chaque jour notre injection de 5 gr. et bientôt les vomissements cessent, la température s'abaisse, la céphalée s'atténue et les élancements douloureux disparaissent.

Le 5 juin, nous pratiquons une ponction lombaire de con-

trôle, après 8 jours de traitement ; et nous remplaçons le liquide céphalo rachidien retiré par notre solution de 5 gr. de
saccharose que nous poussons dans l'espace périmédullaire.
Cette pratique est douloureuse, nous ne l'avons pas renouvelée.

Le Laboratoire d'Hygiène répond dès le surlendemain :
« quantité *normale* d'albumine. La numération globulaire a
donné 10 *leucocytes* par mmc. L'examen microscopique du
culot de centrifugation a laissé voir des lymphocytes mais
aucun microorganisme. »

Il suffirait de comparer les deux analyses faites à dix jours
d'intervalle, et de s'assurer que le seul traitement employé
a été la saccharisation intense, pour penser que le résultat
surprenant, remarquable, a été obtenu exclusivement par
les injections de saccharose.

L'amélioration des signes cliniques, par la disparition de
la sécrétion anormale des méninges malades, l'hypertension
du liquide céphalo-rachidien revenue à la normale, tout cela
était dû, à n'en pas douter à la médication par les injections
de sucre, et ainsi nous étions peut-être en possession d'un
moyen de juguler cette maladie terrible et jusque là toujours fatale.

Nous n'osions pas nous-même croire au résultat, et cependant l'enfant reprenait sa gaieté, mangeait avec plaisir ; avec ses misères, céphalées, vomissements, douleurs,
s'étaient enfuies les idées sombres, et c'était à nouveau
l'éveil de cette jeune intelligence, des plaisanteries, des jeux
de mots pour amuser celui qu'elle appelait « son sauveur ».

A dire vrai, nous n'avions jamais osé espérer une pareille
guérison. Cette pauvre enfant, pour nous comme pour sa
famille était condamnée, car chacun sait que la méningite
tuberculeuse ne pardonne pas.

Il y a bientôt un an que s'est accomplie cette chose

étrange de guérir une méningite tuberculeuse avec des injections de sucre. Ce fait n'a pas été isolé; et les premières observations auraient été connues rapidement de nos confrères
si nous ne nous étions heurté à des refus plus ou moins
déguisés de les publier. Et cependant les faits étaient là, la
médication facile et inoffensive. Par quelle abberration les
journaux médicaux se sont-ils opposés à ce que nous les por-
tions impartialement à la connaissance du corps médical ?

On nous a objecté que les expérimentations de la méthode
en pareil cas devaient durer des années avant d'être publiées.
Eh bien non ! répondions-nous alors, une méningite qui se
lève est une méningite guérie. Ma petite Renée G... le leur
ferait bien voir, qui est debout depuis un an bientôt, et,
ajoutions-nous, nos confrères qui auront dans leur famille ou
dans leur clientèle des cas pareils, pareillement traités et
pareillement arrachés à la mort, n'hésiteront pas comme
nous à proclamer leur guérison. La méningite tuberculeuse
n'attend pas des années, on en meurt après peu de semaines
et nous voudrions que dès maintenant le souvenir des cas
que nous signalons et que nous pouvons dire guéris par les
injections de solution concentrée de saccharose fasse aux
médecins qui se trouveraient en présence de cas semblables,
un devoir d'appliquer cette thérapeutique simple, sans danger et qui permet les plus grands espoirs.

OBSERVATION XXI.

Presque au même moment, le 29 mai 1918 nous sommes
appelés à Vitry-sur-Seine, auprès d'une jeune fille de 24 ans,
Céline P... qui nous avait déjà consulté fortuitement quelques semaines auparavant, alors que nous faisions une visite
à sa mère pour une affection quelconque.

A cette époque elle avait des névralgies violentes, avec maux de tête habituels, et depuis plusieurs mois elle subissait à l'Hôpital Saint-Louis de Paris un traitement spécifique qui ne donnait aucun résultat.

Or, cette parfaite jeune fille ne se savait aucun antécédent personnel spécifique.

Elle était la cadette d'une honorable et belle famille de 9 enfants vivants ; le père était robuste et vigoureux, la mère un peu fatiguée par les soucis d'avoir élevé 9 enfants, les sœurs bien portantes sauf une jeune femme délicate et à sommets suspects, un des frères, ajourné du service militaire, faible de constitution, mais sans avoir présenté d'accidents pulmonaires.

Ainsi pas d'antécédents spécifiques; Wassermann négatif fait à Saint-Louis; quelques collatéraux suspects de pré-tuberculose.

Donc le 29 mai, appel d'urgence auprès de Céline P..., qui est en véritable « crise ». Nous trouvons la malade avec une céphalée intolérable ; délire, vomissements porracés, photophobie ; elle est couchée sur son lit, en chien de fusil, et pousse des cris violents, à chaque élancement qu'elle subit dans la tête.

A l'examen, raideur de la nuque, signe de Kernig, raie méningitique, dilatation inégale des pupilles, la langue est saburrale, la constipation habituelle s'est accentuée depuis quelques jours, le ventre est cependant rétracté, les vomissements faciles.

Nous pratiquons une ponction lombaire. Le liquide sort clair, hypertendu, abondant et est envoyé aussitôt au Laboratoire d'Hygiène de la Ville de Paris, comme dans l'observation précédente.

Quelques jours après, le 3 juin, nous recevons le compte-rendu suivant sous le n° 20.745 : le liquide céphalo rachidien apporté au Laboratoire et provenant de Mlle Céline P... renferme une *quantité anormale d'albumine.*

La numération globulaire a donné 465 *leucocytes* par mmc. dont 93 0 /0 *de lymphocytes.*

L'examen microscopique du culot de centrifugation n'a montré aucun microorganisme et en particulier *pas de bacilles de Koch*.

Cependant nous avions pour ce cas, fait pratiquer une *inoculation* au cobaye avec une partie du liquide retiré, elle fut positive et confirma quelques temps après le diagnostic de *méningite tuberculeuse* que nous avions posé dès l'abord.

Nous pouvons dire dès maintenant qu'une *intradermo réaction* pratiquée par la suite sur le même sujet a donné également un résultat positif .

Dès le 31 mai, nous injectons dans les muscles de la cuisse une solution concentrée de 5 gr. de saccharose stovaïnée, et administrons chaque jour de faibles doses de calomel; sangsues sur la région mastoïdienne, mais nous délaissons le traitement antisyphilitique systématiquement.

Les injections de saccharose sont continuées chaque jour. Dès le 6 juin la température qui était aux premiers jours voisine de 39°5 et 40° tombe à 38°2 le matin, 38°7 le soir.

Le 9 juin, les vomissements jusque là très fréquents, faciles et incoercibles, diminuent. Le 11, ils cessent pour ne plus reparaître.

Le 13 juin la température revient presqu'à la normale et ne s'est plus relevée depuis :

	à 8 h.	à 12 h.	à 16 h. 1/2.
le 13	37°1	37°7	37°8
le 14	37°1	37°4	37°5
le 15	36°9	37°1	37°4

Comme on le voit le syndrôme méningé était dès cette époque enrayé, le signe de Kernig a disparu, la nuque reste cependant un peu enraidie, mais l'appétit revient formidable, presque désordonné (et cette reprise boulimique semble être de règle dans les convalescences de méningites, alors que nous n'en avons point noté de semblable ailleurs). La céphalée n'est plus réapparue depuis 8 jours, les nuits sont bonnes et la malade demande à quitter le lit et vit aisément dans une chambre où la lumière entre à flots.

Une ponction lombaire pratiquée le 11 juin donne à peine et goutte à goutte quelques centimètres cubes de liquide dont l'examen confirme la guérison clinique.

Ainsi donc l'hypertension avait disparu en moins de 15 jours sous l'influence exclusive des injections de saccharose à la dose de 5 gr. par jour. Le fait était indiscutable, cette médication arrêtait la sécrétion anormale des méninges, et après cette première guérison, est survenue celle de l'Observation précédente, et bien d'autres depuis. Et ces malades, à l'heure actuelle, et après un traitement tonique qui a pour but d'entraver l'évolution de leur tuberculose latente, sont toujours en excellente santé (avril 1919).

C'est plus qu'un arrêt momentané dans l'évolution d'une méningite chronique bacillaire, puisque cet arrêt dure depuis bientôt un an, et c'est ce qui nous a fait nous appesantir sur ces deux premières observations, dont le succès doit maintenant être considéré comme définitif.

Depuis cette époque, il nous a été donné de voir dans notre clientèle, ou d'être appelé par des confrères pour donner notre avis et conseiller le traitement au sujet de malades atteints de méningite tuberculeuse, avec ou sans le secours du laboratoire. Nous avons soumis ces malades à la saccharisation intensive avec des succès divers, parfois même sans résultat favorable, nous en convenons.

Mais nous écrivons pour nos confrères. Nous pouvons leur affirmer que, chaque fois que dans notre clientèle, ou dans celle d'un confrère ami ou voisin, nous avons pû diagnostiquer au début une *méningite bacillaire*, le traitement immédiat par la Méthode Lo Monaco *a été suivi de la guérison*. Nous avons dû parfois, plus tard lorsque nous avons amélioré notre technique, augmenter les doses de saccharose, 10 gr. et parfois 15 gr. par jour, en injections intramusculaires ou mieux par voie endoveineuse.

Nos insuccès ont été dûs toujours à une *application tardive* de la méthode, qu'il y ait ou non des bacilles de Koch reconnus à l'examen du culot de centrifugation. Il s'agissait de malades subcomateux, de moribonds parfois, et nous ne possédons pas le pouvoir de faire des miracles. A cette phase de la maladie, il est vraisemblable que les lésions histologiques sont telles que l'arrêt même de la sécrétion méningée ne saurait être d'un grand secours, en présence de dégats irréparables.

Réduite à son rôle de *traitement antisécréteur des méninges*, dans la méningite bacillaire au début, la méthode Lo Monaco est d'un secours splendide pour le médecin. Par la diminution presqu'immédiate de la sécrétion méningée, elle entrave la vasodilatation autour des enveloppes du cerveau et de la moelle, et met ainsi obstacle au développement et à l'expansion de noyaux tuberculeux. Par l'abaissement de la tension du liquide céphalo rachidien, elle met fin au syndrôme méningé, dont les signes sont tous ou presque des manifestations de l'hypertension céphalo-rachidienne.

C'est donc dès l'abord, une trêve dans l'exacerbation des symptômes, des douleurs si terribles notamment ; et pendant ce répit, il est naturel qu'un organisme soulagé et qui s'est déjà ressaisi, puisse sortir victorieux d'un combat analogue à tous ceux qu'il peut livrer ailleurs contre le bacille tuberculeux.

Les résultats sont là, dans toute leur beauté, dans leur étonnante et fidèle répétition, et nous répétons encore une fois que *toute méningite au début, traitée par une saccharisation à haute dose, doit guérir.* Qui donc en présence de nos

affirmations toutes marquées au coin de la conviction et de
la bonne foi, devant l'assurance que la médication employée
est *inoffensive*, puisque le sucre n'est toxique qu'à la dose de
14 gr. par kg. de poids du sujet injecté, en face des faits que
nous citons et des sujets que nous pouvons présenter, qui
donc accepterait dorénavant, dès le diagnostic posé, de laisser un enfant s'en aller de méningite tuberculeuse, sans
avoir tenté de le sauver en appliquant le traitement des injections de saccharose à haute dose et en solution concentrée ?

Ici encore, la découverte de Lo Monaco aura obtenu en
clinique une heureuse répercussion ; elle aura, pouvons-nous
dire, arraché à une mort fatale de pauvres êtres jusqu'alors
condamnés, et par là encore le savant Professeur aura mérité
à nouveau la gratitude des malades et de ceux qui les
soignent.

III. — *La Méthode Lo Monaco et les diverses localisations*

tuberculeuses

Tuberculose pleuro-pulmonaire, tuberculose méningée
tels sont les deux groupes pathologiques où le bacille de
Koch est au premier plan, mais où les manifestations symp-
tomatiques locales et générales ont cédé aux injections de
saccharose.

De leur application au traitement des localisations *intestinales, génito-urinaires, laryngées* nous n'avons aucune expérience personnelle, permettant de dire en quel sens elles
peuvent influer sur l'évolution de ces tuberculoses.

Nous signalerons en passant, que nous avons soumis
deux de nos malades atteints de *tuberculose laryngée* à des

inhalations de vapeurs de sucre brûlé, et qu'ils en éprouvaient un réel soulagement. Mais cela sort du cadre de notre
sujet, et nous signalons cet essai d'antiseptie du larynx sans
en tirer aucune conclusion.

Nous avons d'autre part essayé de traiter des *fistules
osseuses tuberculeuses* par la saccharisation, sur la demande
du Professeur Lo Monaco. Nous avouons n'avoir retiré
aucun bénéfice particulier de ce traitement, et qu'en re-
vanche un de nos *Tuberculeux pulmonaires*, ancien pottique
vit se rouvrir, au niveau de la 10e côte droite, une fistule
ancienne qui était tarie depuis plusieurs années. Coïnci-
dence, sans doute, survenue après une atteinte de grippe
sévère ; mais enfin, accident qui suffit a indiquer qu'il ne faut
pas fonder de grands espoirs sur la saccharisation pour guérir
la tuberculose osseuse.

Quand à la *tuberculose péritonéale*, nous regrettons de ne
pas avoir eu l'occasion jusqu'à présent d'exercer sur elle le
pouvoir antisécréteur du saccharose. Ici, comme dans l'ascite non tuberculeuse, comme dans la méningite et la pleurésie tuberculeuse, il semble que l'on peut attendre de la
saccharisation un arrêt de la sécrétion séreuse, et celle-ci
obtenue, une fonte des masses ganglionnaires péritonéales.

C'est qu'en effet, dans *l'adénopathie tuberculeuse* le traitement par les injections de saccharose s'est manifesté avec
d'excellents résultats. Les malades traités étaient des tuberculeux pulmonaires qui présentaient des chapelets de gan-
glions cervicaux enflammés, ou des accidents de médiasti-
nite ganglionnaire, d'adénopathie-trachéobronchique de
Baretty. Avec l'amélioration des symptômes de bronchite
chronique, ou après que s'éteignent les foyers pulmonaires
en activité, survient aussi le dégonflement des adénites et
la transformation du ganglion imprégné de tuberculose, en
un tissu fibreux ou crétacé, inoffensif.

Nous devons rappeler en outre que dans la *tuberculose rénale*, la saccharisation a amené l'arrêt des hématuries, et que cette amélioration d'un symptôme rapidement inquiétant doit être regardée comme devant faciliter de beaucoup la cicatrisation des lésions tuberculeuses du rein.

IV. — *L'Action curative et prophylactique*

de la saccharisation dans la Phtisie

Ainsi donc, sans être un traitement spécifique de la tuberculose, la saccharisation, ou plutôt l'*hypersaccharisation*, c'est à dire l'introduction de saccharose à haute dose dans l'organisme, où il reste longtemps à l'état de saccharose, apporte à l'arsenal thérapeutique antituberculeux, le concours d'une arme remarquable pour combattre les symptômes déprimants de la maladie.

La tuberculose est une maladie essentiellement polymorphe et protéiforme dans ses manifestations cliniques a-t-on dit quelque part, mais sa complexité devient encore plus prononcée quand on aborde le terrain thérapeutique. Tout a été essayé, ou à peu près, contre elle, on peut dire que tout ou à peu près, est resté sans effet, et que précisément à cause de cela il n'est pas de maladie qui nous fasse mieux sentir les admirables et infinies ressources de notre organisme.

Dans l'état actuel de la science, c'est lui et lui seul qui a su résister au bacille et parfois le forcer à se terrer, pour ainsi dire, et à faire lui aussi sa guerre de tranchées. C'est l'organisme seul qui arrête ainsi l'évolution, la guerre de mouvements, du bacille de Koch, et qui transforme en tissu fibreux les éléments pulmonaires qui en sont déjà infectés.

Aussi une médication qui multiplie les agents de défense de l'organisme, et qui cherche à neutraliser les répercussions fâcheuses du bacille sur lui, devait-elle être d'un puissant secours en clinique si elle était savamment associée à une diététique rationnelle et à des prescriptions hygiéniques bien réglées.

Lorsque le *Professeur* Lo Monaco eût découvert par ses expériences de laboratoire, et mis au point par les applications cliniques de ses élèves, les divers pouvoirs particuliers du *Saccharose* en injection, à haute dose et en solution concentrée, il devina que la saccharisation serait cette médication, et c'est dans ce sens qu'il dirigea les travaux de Luccherini et de Galea.

La Clinique a confirmé les audacieuses hypothèses du Physiologiste. Elle a permis d'évaluer à sa valeur exacte une méthode qui est en passe de justifier les espoirs les plus hardis de ceux qui ont pensé qu'un jour viendrait où la Tuberculose serait définitivement vaincue.

Après, en effet, que la méthode Lo Monaco est appliquée depuis quelques jours, on voit diminuer les *transpirations* nocturnes si déprimantes, si épuisantes, malgré que certains auteurs aient voulu les considérer comme un bienfait de la nature qui permet au tuberculeux d'éliminer les toxines qui l'achèveraient, Puis ces transpirations cessent tout à fait à la grande satisfaction du malade qui ne connaîtra plus les réveils glacés dans des linges trempés de sueur refroidie.

Ensuite, c'est l'*expectoration* qui est tombée ; d'abord les crachats, aussi abondants, deviennent plus fluides, moins consistants, se détachent mieux de la gorge lorsque la toux veut les rejeter au dehors. Bientôt les crachats se font plus rares, la sécrétion des bronches et des cellules muqueuses des alvéoles pulmonaires se tarissant ou presque. Dès lors, le bouillon de culture qui permet au niveau des alvéoles ou des cavités, la pullulation bactérienne, disparaît, rendant l'habitat de l'organe d'autant plus difficile que celui-ci est plus asséché. Et avec la décongestion périalvéolaire, par vasoconstriction saccharémique, la prolifération du tissu conjonctif ne tarde pas à se produire, assainissant ainsi les éléments péricavitaires infectés par le bacille.

Et c'est ensuite, un peu plus tard, la *diminution de la toux*, de ce réflexe qui ne semble nécessaire que pour expulser les produits de la sécrétion bronchique, et balayer les bronches des mucosités qui les encombrent. L'expectoration ayant presque disparu, la toux n'a plus de raison d'être et elle se calme.

C'est ainsi que cessent aussi les *vomissements* qu'elle provoque, les troubles dyspeptiques qui les accompagnent même lorsque ces accidents digestifs sont des troubles gastriques d'origine médicamenteuse, et ils sont loin d'être rares, car, un des moindres avantages de la méthode Lo Monaco est de laisser au repos, et de ne mettre en action qu'aux heures des repas, l'estomac des tuberculeux, élément de résistance des plus précieux dans la lutte contre le bacille.

Ainsi les transpirations, l'expectoration abondante, la fatigue gastrique, la toux, tout cela s'atténue après une saccharisation de quelques jours, et au plus de quelques semaines.

Avec cela, les *hémoptysies*, nous l'avons vû, sont rapidement enrayées, et ce sont ainsi tous les symptômes déprimants, épuisants, démoralisants aussi, qui sont améliorés par les injections de saccharose. Et l'organisme maintient les forces qui lui restaient, et s'apprête à engager la lutte contre le mal qui allait l'emporter.

Bien plus, la toux cessant avec l'expectoration, le malade recouvre le sommeil réparateur des bonnes et longues nuits ; les forces reviennent, avec l'embonpoint, car l'estomac reposé a repris ses fonctions normales ; l'appétit est venu et les bonnes digestions ont amené une assimilation heureuse des aliments utilisés.

Et non seulement l'organisme ne perd plus ses forces, mais il en acquiert chaque jour de nouvelles ; la guérison symptomatique, clinique, est désormais acquise; la guérison définitive, complète ne saurait tarder.

Dès lors, en effet, que l'organisme a été restauré par une médication symptomatique comme la saccharisation, il se produit un arrêt dans l'offensive tuberculeuse et surtout la trêve est assez longue pour permettre à l'organisme de se retremper et de s'apprêter à de nouvelles batailles dont il sortira vainqueur.

C'est ce qui démontre mieux que tout discours l'avantage que la saccharisation pourra retirer à s'associer d'autres médications reconstituantes, toniques, comme la *recalcification*, les amers qui renforceront son action et mèneront l'organisme à une forme parfaite. *Hygiène et diététique* doivent avoir aussi leur place aux côtés de la saccharisation. L'hygiène surtout, dont la valeur est immense, et dont GRANCHER fit une thérapeutique de réaction contre l'abus des médicaments.

Repos, grand air, cure d'alimentation en évitant tout surmenage digestif, puis, avec les révulsions larges et fréquentes, phosphates au milieu ou après les repas, amers comme apéritifs inoffensifs, et injections quotidiennes de 5 cmc. de la solution de saccharose de Lo Monaco.

Peu de manifestations tuberculeuses pulmonaires résisteront à cette médication sagement conduite, rigoureusement surveillée aussi dans ses effets. Ainsi l'organisme soulagé des troubles qui l'épuisaient, fortifié par le régime et l'hygiène, puise dans la saccharisation la force de guérir.

Mais il y a mieux encore dans l'emploi de la méthode Lo Monaco.

C'est par l'expectoration que le bacille passe d'un organe tuberculeux à l'air libre, et que la contagion se fait d'homme à homme, soit par les crachats desséchés, soit par le contact direct. Quoi qu'il en soit, l'expectoration transmet seule le contage, et l'expectoration tarie, la contagion devient très difficile, sinon impossible.

C'est là sans doute un procédé plus élégant que de doter les malheureux phtisiques d'un crachoir de poche, et la méthode Lo Monaco le réalise parfaitement.

Méthode curative, méthode prophylactique ; elle est sans inconvénients, et nous ne connaissons qu'une contre indication, sans d'ailleurs en être absolument certain, c'est le *diabète*. Voici en effet ce qui nous est advenu à ce sujet :

OBSERVATION XXII.

Saccharisation et Diabète

Au mois d'octobre 1918, nous sommes sollicités par le Directeur d'une grande imprimerie de Paris pour aller donner nos soins à une contremaîtresse de ses ateliers, atteinte de tuberculose pulmonaire au 3e degré .

Nous trouvons au lit une personne de 45 ans environ, Mlle Marie C..., hâve, décharnée de visage et secouée par des accès de toux incoercible. L'expectoration est très abondante, purulente, fétide même, la maigreur du corps est extrême.

A l'auscultation, on distingue des râles nombreux, des souffles, des bruits amphoriques et on a l'impression bien nette que le poumon droit n'est qu'une sorte de coque vide de tissu sain, et que le poumon gauche ne vaut pas mieux sauf dans son lobe inférieur.

La guérison semble impossible, et l'amélioration même aussi peu probable. Cependant, sur l'insistance du patron et de la malade, nous commençons un traitement d'injections intramusculaires de 5 cmc. de saccharose en solution.

Suppositoires de morphine pour donner un peu de calme pendant les premières nuits. Phytine et révulsions locales.

Après 10 jours de traitement les râles devenaient moins humides ; l'expectoration journalière passait de 400 cmc. environ à 300 cmc., la toux s'atténuait —et la malade qui depuis 4 années supportait son mal avec courage, s'efforçait à manger suivant nos prescriptions et se cramponnait à la vie.

Le mois suivant, nouvelle amélioration des symptômes pulmonaires ; les transpirations ont complètement cessé et l'expectoration a encore diminué ; si bien qu'au début de décembre, la malade pouvait se lever, et passer une heure dans un fauteuil.

Brusquement, cependant vers le milieu du mois, l'amaigrissement prend des proportions inquiétantes, la soif devient inextinguible, l'urination abondante. Nous faisons analyser les urines : 34 gr. de sucre.

Cette glycosurie est pour nous une surprise, et nous allions l'attribuer au traitement saccharosé lorsque la malade nous fait l'aveu qu'elle était diabétique depuis des années et qu'elle nous avait caché ce détail pour que nous acceptions de lui appliquer notre médication saccharosée.

Nous cessons aussitôt les injections de sucre. Mais malgré une médication antidiabétique instituée le jour même, l'analyse des urines pratiquée 15 jours après donne le chiffre énorme de 143 gr. de sucre par litre, chiffre contrôlé chez le pharmacien tellement il nous paraissait invraisemblable au premier abord , et le 18 janvier, c'est-à-dire quelques jours après cette analyse, la malade s'éteignait.

Telles sont les circonstances qui ont concouru à l'application irrationnelle d'une médication par injection de saccharose chez une diabétique. Nous pensons bien que l'on n'en peut équitablement pas tirer un argument très net contre ou pour l'emploi des injections de saccharose chez un tuberculeux diabétique. Cependant, nous rappelant les inquiétudes et les regrets que nous a valus dans cette circonstance l'emploi inconsidéré de la saccharisation, nous conseillons à nos confrères de s'abstenir en pareil cas.

CHAPITRE V

LA TECHNIQUE DES INJECTIONS
DE SACCHAROSE

La pratique de la méthode Lo Monaco nécessite l'emploi :

1º D'une solution de saccharose à un taux particulier de concentration.

2º D'une instrumentation spéciale très simple, et qui d'ailleurs n'a rien de rigoureusement indispensable.

3º D'un manuel opératoire particulier variant avec le mode des injections dont on fait usage.

I. — *Solution Lo Monaco.*

A dire vrai, les expériences qui ont amené Lo Monaco à établir ses *lois de la saccharisation*, arrivaient expérimentalement aux conclusions suivantes :

a) Lorsque, chez un homme adulte, qui présente une sécrétion glandulaire anormale quelconque, on pratique une injection sous-cutanée, intramusculaire ou endoveineuse de 1 gr. ou moins d'une solution concentrée de saccharose, on provoque un accroissement presqu'immédiat de la sécrétion anormale.

b) Lorsque dans les mêmes conditions pathologiques et techniques, on lui injecte une solution concentrée de saccharose à la dose minima de 5 cmc., on diminue, puis on tarit cette hypersécrétion.

Ces injections d'une solution hypertonique étant un peu douloureuses, Lo Monaco décida d'ajouter à la solution de saccharose quelques centigrammes de *cocaïne*, en même temps qu'il additionnait son saccharose d'une petite quantité de *galactose* et de *glucose*, espérant ainsi renforcer son pouvoir diurétique et son action hémostatique, et cardiotonique.

Cependant, nous même et les divers expérimentateurs français qui ne connaissions la technique du professeur italien que vaguement et par les journaux de la Grande Presse, avions dès le mois de juin 1918, dû établir une solution de saccharose, en accord avec les principes de Lo Monaco.

Après des tâtonnements inévitables en pareil cas, après notamment avoir tenté d'atténuer la gêne occasionnée par la distension des tissus après l'injection, et de renforcer son action antisécrétrice du saccharose par l'addition d'abord de sulfate d'*atropine*, ensuite de *cocaïne*, nous étions arrivés à cette époque à la formule suivante :

> Saccharose pur : 5 gr.
> Chl. de stovaïne : 3 centigr.
> Eau distillée : qs pour 5 cmc. en une ampoule
> *tyndallisée.*

Cette solution de saccharose, ou *saccharosyl*, se présentait ainsi parfaitement stérile, et la stovaïne qui est autant un

cardio-tonique qu'un analgésique, évitait les désagréments
qu'apportaient quelquefois les premières injections. Par une
Tyndallisation de 6 jours, nous arrivions à une stérilisation
complète de la solution sans que le saccharose ait été dédou-
blé en glucose et lévulose.

On sait en effet que la tyndallisation, du nom du Physi-
cien irlandais TYNDALL, consiste à chauffer la matière à stériliser, de 55° à 60° pendant une heure ou deux, puis à laisser
refroidir. On recommence 12 heures plus tard. On tue ainsi
les microbes mais non les spores, qui se développent en effet
par la suite, mais dont une seconde tyndallisation détruit
une partie. On arrive ainsi à stériliser les substances *sans
les détruire.*

Nous avons insisté sur ce procédé de stérilisation, parce
que c'est sa méconnaissance ou tout au moins l'oubli de
l'utiliser pour stériliser la solution de saccharose, qui a amené l'échec de bien des essais de la méthode Lo Monaco en
France, et a empêché d'en voir dès son apparition les résultats superbes.

En effet le saccharose chauffé à plus de 100°, c'est-à-dire
la solution de ce produit stérilisée à l'autoclave, ou a l'ébullition, amène sa transformation en *lévulose* et *dextrose*, et
ce sont ces produits qui furent longtemps et inutilement
injectés par la plupart des expérimentateurs. Leurs échecs
ne pouvaient donc pas être rapportés à la saccharisation,
puisqu'ils se trouvaient n'en avoir pas fait.

Nous savons bien que la faute initiale de ces errements
incombe encore une fois à la presse médicale, et à ses
comités de rédaction qui ont accepté de faire autour de la
méthode Lo Monaco une véritable conspiration du silence,
mais il n'en est pas moins vrai que les injections conseillées
sont celles d'une solution concentrée et stérilisée de *saccharose,* et non pas de glucose ou autres saccharides.

A l'heure actuelle, nous utilisons exclusivement la solution Lo Monaco, identique à la nôtre, de saccharose addi-
tionné ou non de stovaïne, et à laquelle il continue d'ajouter
quelques parties de galactose et glucose. Elle a nom l'*Aflegmatol* et se présente en ampoules tyndallisées de 2 cmc. 1/2.
C'est un produit sûr, scrupuleusement dosé, et nous l'avons
adopté depuis plusieurs mois à notre entière satisfaction.

II. — Instrumentation : a) la seringue.

Cette solution est injectée au moyen d'une seringue spéciale ou *saccharoseringue :*
Elle est d'une contenance de 5 cmc. graduée à 2 cmc. 5
et 5 cmc. et présente les particularités suivantes :
1º L'extrémité inférieure du corps en est conique, ce qui
diminue la résistance au refoulement du liquide sirupeux,
les lignes de forces convergeant toutes vers l'embout.
2º Cet embout est effilé au point de permettre l'adap-
tation directe des aiguilles sans interposition d'un embout
métallique difficile à stériliser.
3º L'extrémité supérieure, s'épanouit en une collerette
assez large pour permettre une prise facile.
4º L'extrémité inférieure du piston est conique pour
s'adapter exactement à celle de même forme du corps de
la seringue.
5º L'extrémité supérieure du piston est en verre plein, ce
qui diminue les risques de la briser lorsqu'on pousse l'injection.
Ainsi faite, *la saccharoseringue* permet de doser exactement les quantités à injecter de la solution de saccharose
du Professeur Lo Monaco, et par sa facilité de stérilisation
elle rend impossible tout incident par manque d'aseptie.

b) *L'Aiguille.*

Nous utilisons, dans notre pratique, exclusivement des aiguilles en acier ou platine de 25 à 30 m/m. de long et de 8/10e de m/m de calibre. Il nous a semblé que c'est avec ce genre d'aiguilles que nous avions le plus de facilités pour l'injection, l'aiguille de 9/10e étant trop grosse, et rendant l'injection douloureuse, celle de 7/10e étant trop fine et laissant plus difficilement passer la solution concentrée de saccharose.

Nous recommandons en passant de stériliser les aiguilles d'acier en les plongeant pendant quelques minutes dans un bain d'alcool à 90° L'ébullition les rend inutilisables dès les premières fois, et la stérilisation n'en est pas meilleure.

Quand aux aiguilles de platine nous recommandons de les soumettre à l'ébullition pour les stériliser, le manchon demeurant septique si l'on flambe seulement l'aiguille.

III. — Manuel opératoire. — a) Injections intramusculaires.

Le produit et l'instrumentation étant présentés, voici comment nous procédons pour l'injection intramusculaire de la solution Lo Monaco, et nous nous excusons d'entrer devant des confrères dans ces détails infimes, qu'il est cependant nécessaire de rappeler, pour que la technique de la saccharisation étant bien établie, il ne puisse se produire le moindre accident, imputable à la méthode.

L'aiguille et la seringue étant bien stérilisées par le bouillissage, on prend 2 petites fioles de la solution Lo Monaco

dont on scie les goulots. On en aspire successivement le contenu dans la saccharoseringue ; qui est ainsi armée.

Avisant alors la partie haute des régions fessières du pa-
tient, on tâche *d'une goutte de teinture d'iode* (Codex) deux
points charnus symétriques. On enfonce alors son aiguille
normalement aux tissus, de toute sa longueur : on ajuste la
seringue armée, et on pousse l'injection jusqu'à ce que
2 cmc. 1/2 de la solution soient refoulés dans les muscles.
On retire aiguille et seringue, on fait un léger massage
de la région, on touche à nouveau le point d'injection avec
une goutte de teinture d'iode.

Il reste dans la saccharoseringue 2 cmc. 1/2 de saccharose
on pique à nouveau l'aiguille, ou mieux une 2e aiguille stérilisée, dans la partie symétrique de l'autre région fessière
déjà iodée, et on finit là l'injection des 2 cmc. 1/2. Nouveau
massage. Nouvel attouchement à l'iode.

Et l'on recommence chaque jour, *pendant 40 à 50 jours.*
Lorsque l'amélioration qui demande un temps variable bien
entendu suivant les cas, est obtenue suffisante, on peut
continuer les injections seulement tous les 2 jours, puis tous
les 3 jours jusqu'à ce qu'en cessant la cure de saccharisation, on constate que le résultat favorable se maintient.

Les réactions immédiates. — L'action de ces injections de
saccharose se traduit les premiers jours, par une *gêne légère*
dans les régions fessières, et par une certaine mais fugace
élévation de la température 3 à 4 heures après l'injection.
Après quelques jours, sensibilité et fièvre ne se reproduisent
plus et l'accoutumance est parfaite.

Naturellement il n'est plus ici question de phénomènes
d'anaphylaxie, et les réactions consécutives aux injections
sont donc d'une bénignité tout à fait rassurante.

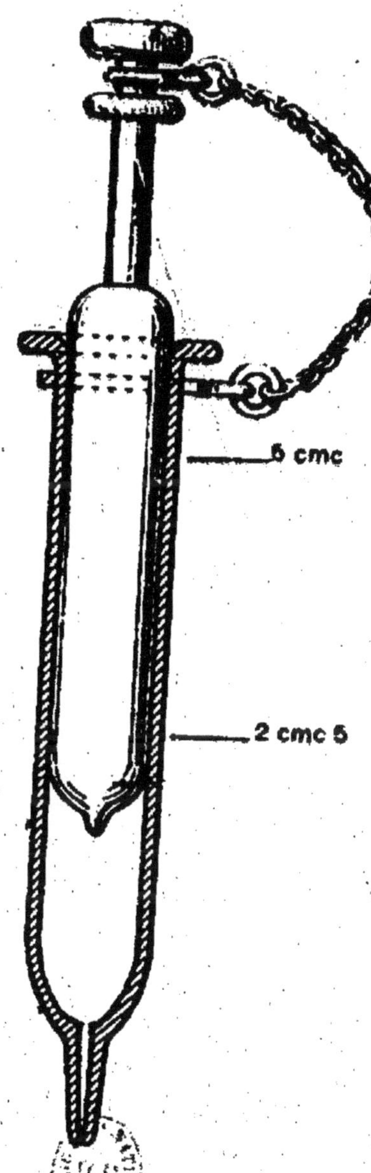

LA SACCHAROSERINGUE

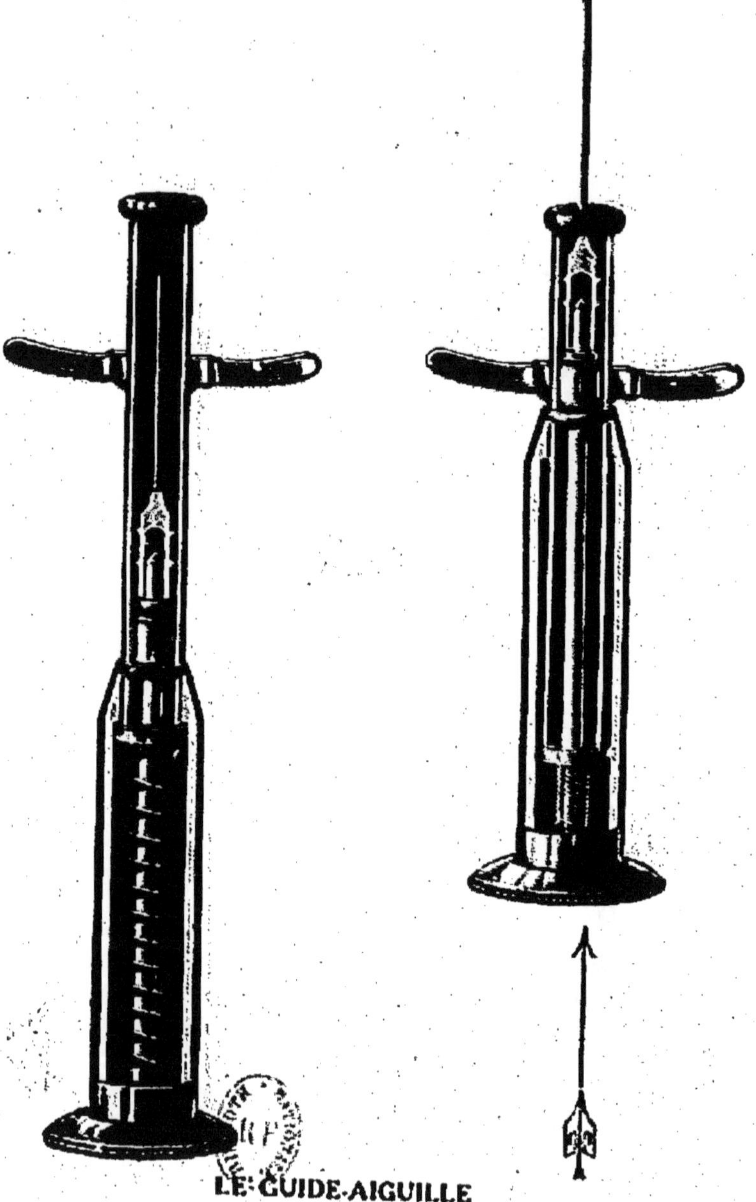

Fig. 4

Appareil au repos, armé.

Fig. 5

Position de l'Appareil après
pénétration de l'aiguille dans
les tissus.

La Fièvre saccharosique. — La réaction fébrile, qui accompagne presque toujours les premières injections, et que GALBA FRANCESCO appelle la *Fièvre du sucre*, a été particulièrement étudiée par le *Professeur* GAÉTANO VINCI, professeur à la Faculté de Médecine de Messine ; persuadé qu'il y avait là une réaction caractéristique d'un organisme tuberculisé, il eût l'idée d'employer le saccharose *comme moyen de diagnostic*. Il en injecta pendant 5 à 6 jours à des soldats revenus du front fatigués, anémiés, mais chez lesquels l'auscultation, la radiographie, l'analyse bactériologique ne révélaient pas la présence de la tuberculose. Tous ceux chez lesquels l'injection provoqua une forte élévation de température donnèrent peu de temps après des signes manifestes de tuberculose. C'est là la preuve évidente que le saccharose a, sur la formation des antitoxines, un pouvoir si sûr et si sensible qu'il peut servir à déceler la tuberculose latente, pouvoir reconnu jusqu'alors à la seule dangereuse tuberculine de Koch.

b) *Injections intraveineuses.* — Tels sont les faits. Nous signalons d'autre part, dans les cas d'urgence, la méthode des injections de saccharose par *voie endoveineuse*, facile, sans danger, et qui permet des réactions presqu'immédiates.

C'est celle que nous employons couramment chez les malades alités, les granuliques, les pneumoniques, ceux chez qui il y a un intérêt primordial à aller vite, ou bien à ne pas meurtrir leur région fessière, ce qui rendrait le décubitus douloureux.

Nous insistons d'autre part sur le fait que la quantité de 5 cmc de saccharose est la dose optima, mais qu'il est cependant utile de donner dès le 2ᵉ ou 3ᵉ jour 10 et même 15 cmc de solution pendant quelques jours, en se contentant à chaque injection de lancer seulement le contenu d'une am-

poule dans les tissus, pour éviter une distension gênante
des muscles. C'est dans ces cas que les injections intraveineuses sont très à recommander, puisqu'elles suppriment
la multiplicité des piquûres, ou la distension des tissus.

Instrumentation accessoire : Le « guide-aiguille ». — Et
c'est ainsi que la méthode Lo Monaco se présente comme
un traitement simple, efficace, et peu coûteux de la tuberculose pulmonaire, en particulier. Il nous a paru cependant
qu'il ne serait pas possible d'imposer à de pauvres gens,
ou à des malades très occupés, l'obligation d'aller trouver un
homme de l'art, docteur ou infirmier, pour chaque injection.
La cure est longue, la guerre a réduit les ressources de chacun
et nous avons pensé qu'il serait utile de mettre la pratique
de nos injections à la portée des malades, tout en réservant
expressément le *droit de contrôle, au moins hebdomadaire,
au médecin traitant.*

Nous avons donc imaginé, en collaboration avec M. Duf-
faud, le fabricant bien connu d'instruments de chirurgie,
un petit appareil que nous appelons un *guide-aiguille* et qui
permet de piquer automatiquement au point désigné pour
y faire l'injection, l'aiguille préalablement stérilisée.

L'instrument se compose :

1° d'un tube-conducteur à ailettes en nickel, stérilisable,
qui appliqué par une de ses extrémités sur le lieu d'élec-
tion, préalablement iodé, conduit l'aiguille à pénétrer exactement dans cette zône stérilisée, qu'il limite.

2° d'une douille de nickel, démontable, qui contient un
ressort terminé par une plateforme, et dont une tige d'acier
fixée à la base de l'appareil parcourt toute la hauteur; cette
tige est terminée par une extrémité en forme de percuteur
sur laquelle s'adapte le manchon de l'aiguille à injections.

Le tube conducteur et l'aiguille étant stérilisés par bouillissage, et le percuteur étant flambé, on fixe l'aiguille sur la tige centrale, on fait pénétrer le tube dans la douille jusqu'au contact de la plateforme *b*.

L'extrémité *c* du tube étant appliquée à la peau, et le contact y étant maintenu constamment, on pousse la douille dans la direction du tube qu'elle vient doubler. La tige *a* s'avance, et l'aiguille qui la surmonte pénètre ainsi dans les tissus où elle se fixe, on retire l'appareil, l'aiguille reste ; il n'y a plus qu'à ajuster au manchon l'embout de la seringue déjà préparée, et à pousser l'injection.

Un tel appareil supprime la vue de l'aiguille, substitue à l'insécurité, d'une main plus ou moins calme, l'action immuable d'un ressort, et met ainsi, toujours sous le contrôle du médecin traitant, la pratique des injections intramusculaires à la portée de tous.

C'est donc une méthode curative et prophylactique de diverses maladies à hypersécrétion et notamment de la plus redoutable d'entre elles, de la *Tuberculose pulmonaire* que nous avons présentée aux médecins et aux malades ; nous la faisons accompagne. d'un outillage et d'une technique qui en rendront l'application facile et populaire même, car la tuberculose étant bien souvent la maladie des gens modestes, c'est pour des moyens modestes qu'il faut en établir le traitement, et nous pensons ainsi avoir rendu possible la lutte victorieuse contre le terrible fléau.

TABLE DES MATIÈRES

Étampes. — Imp. Maurice DORMANN.

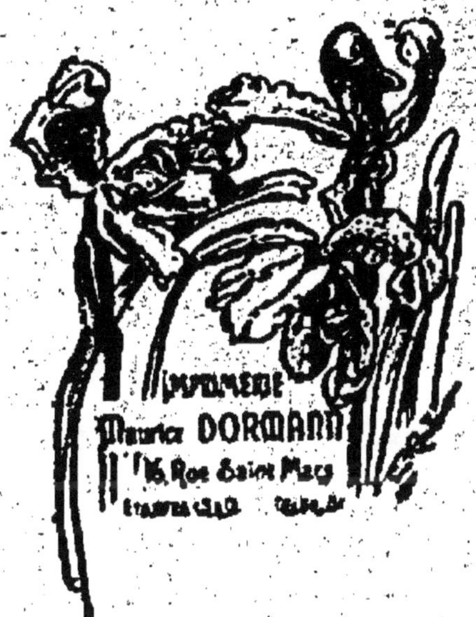
IMPRIMERIE
Maurice DORMANN
16, Rue Saint Marc

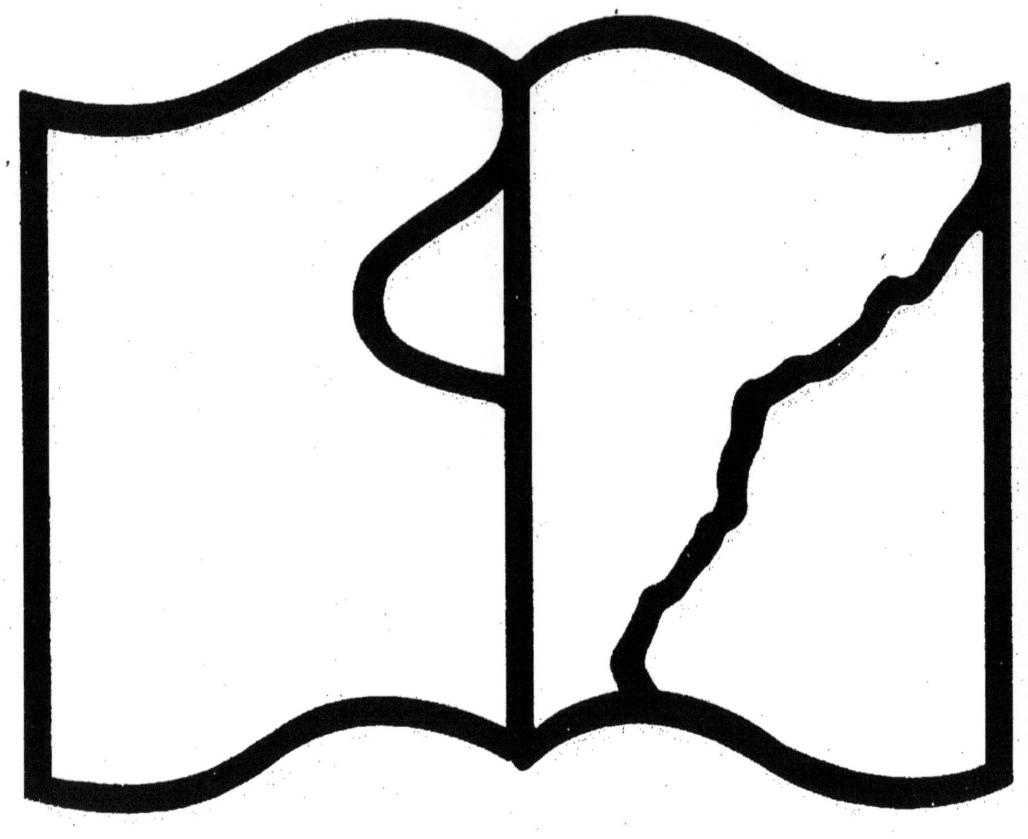

Texte détérioré — reliure défectueuse

NF Z 43-120-11